"肺"话：肺结节

名誉主编　高树庚　姜格宁　田　辉

主　　编　胡　坚　支修益　蔡开灿

副主编　陈求名　孟　迪　吕　望

ZHEJIANG UNIVERSITY PRESS
浙江大学出版社

图书在版编目（CIP）数据

"肺"话：肺结节 / 胡坚, 支修益, 蔡开灿主编
. -- 杭州：浙江大学出版社, 2021.4（2024.1重印）
ISBN 978-7-308-21196-3

Ⅰ. ①肺… Ⅱ. ①胡… ②支… ③蔡… Ⅲ. ①肺疾病
—防治 Ⅳ. ①R563

中国版本图书馆CIP数据核字（2021）第052323号

"肺"话：肺结节

名誉主编　高树庚　姜格宁　田　辉
主　　编　胡　坚　支修益　蔡开灿
副 主 编　陈求名　孟　迪　吕　望

责任编辑　张　鸽
责任校对　季　峥
封面设计　续设计–黄晓意
出版发行　浙江大学出版社
　　　　　（杭州天目山路148号　　邮政编码：310007）
　　　　　（网址：http://www.zjupress.com）
排　　版　浙江大千时代文化传媒有限公司
印　　刷　浙江省邮电印刷股份有限公司
开　　本　880mm×1230mm　1/32
印　　张　7
字　　数　125千
版 印 次　2021年4月第1版　2024年1月第4次印刷
书　　号　ISBN 978-7-308-21196-3
定　　价　68.00元

《"肺"话：肺结节》
编 委 会

陈求名　浙江大学医学院附属第一医院胸外科

高树庚　中国医学科学院肿瘤医院胸外科

胡　坚　浙江大学医学院附属第一医院胸外科

姜格宁　上海肺科医院胸外科

厉辛野　浙江大学医学院附属第一医院胸外科

吕　望　浙江大学医学院附属第一医院胸外科

孟　迪　浙江大学医学院附属第一医院胸外科

石　岩　浙江大学医学院附属第一医院胸外科

舒文博　浙江大学医学院附属第一医院胸外科

田　辉　山东大学齐鲁医院胸外科

王炜东　浙江大学医学院附属第一医院胸外科

杨思佳　浙江大学医学院附属第一医院胸外科

支修益　首都医科大学宣武医院胸外科

插　图

舒文博　浙江大学医学院附属第一医院胸外科　插图及
　　　　文字说明或文字注解

戴承霞　北京传尺文化传播有限公司　监督/线条修正

郭俊涛　北京传尺文化传播有限公司　编绘/色彩

致　谢

陈雪茹　中国抗癌协会肿瘤防治科普专业委员会

范庆浩　金华市人民医院心胸外科

刘彦国　北京大学人民医院胸外科

刘　瑜　温州医科大学附属第一医院胸外科

马海涛　苏州大学附属第一医院胸外科

邵　明　中国抗癌协会肿瘤防治科普专业委员会

沈琦斌　湖州市中心医院心胸外科

汪　灏　复旦大学附属中山医院胸外科

魏　立　河南省人民医院胸外科

吴　丹　慈溪市人民医院胸外科

于抒冉　北京医学奖励基金会

喻光懋　绍兴市人民医院胸外科

付禹恒　北京传尺文化传播有限公司

免责声明

本书内容基于健康教育目的而编写，不能代替医院就诊。意见仅供读者参考，具体治疗方式请咨询专科医生。

序

　　中共中央、国务院发布的《"健康中国 2030"规划纲要》提出了"健康中国"建设的目标和任务。党的十九届五中全会做出了实施"健康中国"战略的重大决策部署，再次强调以预防为主，防治结合，倡导健康文明生活方式，预防控制重大疾病。目前，癌症已经成为全球最大的致死原因，癌症发病率与死亡率依然呈现上升趋势。按照世界卫生组织公布的数字，2020 年新发癌症患者达 1929 万余人，死亡 995 万余人。其中，肺癌占全部恶性肿瘤的 11.6%，位居第一位；肺癌死亡占恶性肿瘤死亡的 18.4%，居首位。在我国，依然有 60% 以上的肺癌患者在临床确诊时已属晚期，失去根治性手术治疗的机会，肺癌整体 5 年生存率在 20% 以下。我们清楚地认识到，社会对肺癌的预防、早诊、治疗和康复存在很多误区，盲目就医、治疗延误、医疗花费大、预后不佳等已成为社会关注的热点问题。特别有部分患者在确诊肺癌以后，不到正规医院接受正规的诊断和治疗，而是偏听偏信，对伪科学或没有科学依据的治疗方法寄予厚望，导致投入大量的精力和金钱却延误了治疗，以致不良结局。

普及肺癌防治科普知识也是广大医务工作者的责任和义务。特别是胸外科医生，每天接触大量的肺癌患者和咨询者，应该踊跃参加肺癌防治科普讲座、科普文章写作、电视演讲及短视频拍摄制作等多种形式的科普宣传和健康促进活动，为人们提供科学有效的肺癌防治科普知识，提升整个社会对肺癌的科学认知。通过推动肺癌筛查和早诊早治，提高早期肺癌的诊断率，才有可能使肺癌的死亡率在未来呈现下降的趋势，才能够实现《"健康中国2030"规划纲要》中所提出的"到2030年将我国恶性肿瘤5年生存率提升15个百分点"的目标。

浙江大学医学院附属第一医院普胸外科是教育部国家重点学科、浙江省临床重点专科，也是中国胸外科肺癌联盟—浙江省分联盟主席和浙江省医学会胸外科学分会主任委员单位。近年来，他们承担了国家和省级多项肺癌研究课题，取得了丰硕的研究成果。在胡坚教授的带领下，大家积极推动浙江省肺癌筛查和早诊早治工作，积极参与肺癌防治的科普宣传工作，推广和普及早期肺癌微创外科手术的核心技术，重视并加强肺癌防治领域的转化医学研究，为广大肺癌患者提供了高水平的诊断与治疗。

作为从事肺癌诊疗几十年、具有丰富临床经验的胸外科专家，胡坚教授带领团队编撰出版了这本肺癌防治科普读物《"肺"话：肺结节》。该书从认识肺结节、诊断、治疗、生活方式、聪明就医等方面，向民众介绍肺结节、肺癌的相关科普知识。其语言通俗易懂，并配有有趣的科普插图，将有助于读者阅读、理解。读者通过阅读本书，可以更好、更全面地了解和认识肺结节、肺癌，提高对防治和诊疗新技术、新方法、新规范的认知，并在科学选择正确的诊疗方法方面有所获益。

本书不仅是一本浅显易懂的肺结节、肺癌防治科普读物，还可以作为基层年轻医生工作的参考书。相信读者在阅读本书后可以收获良多。

支修益　教授

中国胸外科肺癌联盟主席

中国抗癌协会科普部部长，科普专业委员会主任委员

中国医药教育协会肺癌医学教育委员会主任

2021 年 3 月

前　言

　　人无时无刻不在呼吸。肺作为人体呼吸器官，一直在默默地工作，承担着人体与外界环境接触、物质交换的角色，也履行着过滤危害、保护人体的职责。在人的一生中，肺部疾病可能无法避免，比如常见的肺部感染等。但是，有些肺部问题由于症状隐匿，常常会被人们忽略。因此，要保护好肺，我们必须学会听肺"说话"。

　　随着社会发展和医学进步，肺部的疾病谱也逐渐发生变化。近年来，随着体检规范化和肺部 CT 普及，越来越多的肺结节被发现。肺结节，已经成为人们耳熟能详的医学词汇。

　　肺结节到底是什么？得了肺结节就是得癌了吗？发现肺结节要怎么办？

　　在缺乏医学知识的背景下，人们对肺结节和肺癌往往存在一定的误解，甚至可能产生过度的畏惧。其实，肺结节并不意味着肺癌。肺结节不是一种病，而是一个宽泛的概念，泛指肺部所有病灶小于等于 3 厘米的异常密度灶。肺结节有可能是炎症、肺内淋巴结、瘢痕组织、良性肿瘤等良性疾病，也有可能是肺癌。因此，肺结节并不可怕，早筛早诊早治是关键。

另外，达芬奇机器人手术、电磁导航支气管镜、靶向治疗、免疫治疗等新兴诊疗技术的发展，使肺部手术实现微创化，肺癌也呈"慢病化"。受益于微创手术的发展及围手术期快速康复理念的普及和实施，肺部手术的创伤，与以往相比已大大降低，住院时间也大幅缩短，甚至部分手术逐步被优化为日间手术，患者在术后只需要住院 1～2 天就可康复出院。

肺结节患者总体有良好的疾病转归，但如果对肺结节认识不够而延误治疗，也可能发生疾病进展而导致治疗效果不佳、预后不佳。可见，医学科普意义重大，刻不容缓。

为积极响应党和国家"健康中国 2030"战略的实施，向人们科普肺结节相关的医学知识，我们着手编写《"肺"话：肺结节》，以期提高人们对肺结节的理性和科学的认识，推广肺结节"精确诊断，精准治疗"，促进肺癌"早筛早诊早治"理念的传播。

本书的编者均有多年的临床工作经验，每次在临床工作中与患者交流病情的过程，其实就是面对面科普的过程。在本书编写过程中,我们在借鉴国内外肺结节临床诊疗指南的基础上,结合平时工作中的心得体会,尽最大努力以浅显易懂的语句、直观的科普图片来解释专业的医学知识。

本书以肺结节为主题,分为"认识肺结节""诊断""治疗""生活方式"和"聪明就医"五个篇章,围绕人们所最关心、最亟须了解的肺结节问题,将相关的医学科普知识娓娓道来。

我们的初衷并不是教育读者成为"肺结节医生",而是希望每位读过此书的肺结节患者都能够保持客观理性,并对肺结节的科学诊治充满信心。

本书内容以科普为目的,如有不当之处,敬请指正。也请广大同行多提宝贵意见,以便重印或再版时修正。

中国抗癌协会肺癌科普教育基地
浙江大学医学院附属第一医院普胸外科 科普工作团队

胡坚　教授
中国抗癌协会科普专业委员会常务委员
中国医药教育协会肺癌医学教育委员会副主任委员
浙江省医学会胸外科学分会主任委员

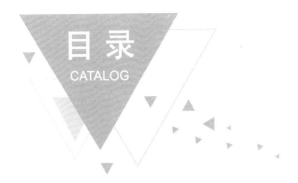

目 录
CATALOG

第 5 部分　聪明就医

第 1 部分 —————

认识肺结节

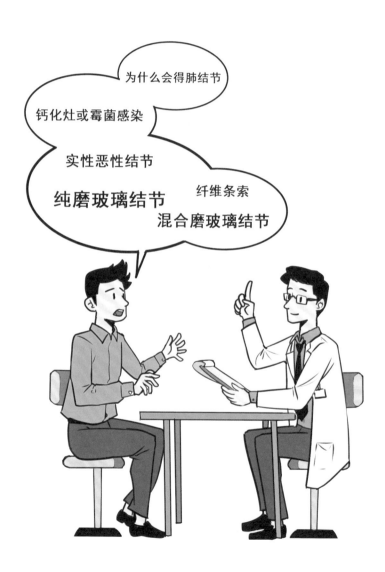

1.1　我们的肺到底长什么样?

1.1.1　肺的解剖构成

肺是我们人体的呼吸器官，位于胸腔内，主要由不断分叉的支气管和末端膨大的肺泡共同构成。肺的质地柔软，像海绵一样的构造赋予其压缩和舒张的能力。它通过支气管、气管与外界相通，是进行气体交换的场所。

肺的分布就像一棵倒置的大树，主支气管就像树干。肺首先分为左肺和右肺（对应的是左、右主支气管）。然后，右肺可以进一步分为上叶、中叶、下叶（对应的是上、中、下叶支气管）；同样地，左肺也可以进一步细分，但左肺仅有上叶和下叶两叶（对应的是上、下叶支气管）。每个肺叶还可以继续细分

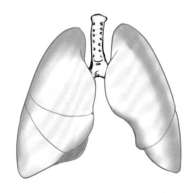

肺的三维成像解剖结构示意

为若干个肺段（对应的是段支气管）。段支气管又可以再分支，分出众多细支气管。细支气管还会继续分支，越分越细，直到终末端细支气管，最终连接膨大成球囊状的肺泡。肺部共有数亿个肺泡，如果把所有肺泡展开铺平，表面积有近 100 平方米。

1.1.2 肺的呼吸功能

一般来说，左肺上叶和右肺下叶分别约占人体整个呼吸功能的 25%，右肺上叶和左肺下叶分别约占 20%，而右肺中叶仅占 10%。此外，各个肺叶也都有一定的储备功能（就是还没有被激发出来的潜能）。因此，对于肺功能正常的人而言，切除一个肺叶一般不会对日常活动造成特别的影响。手术后在身体恢复正常的情况下，非重体力工作和常规的运动（比如慢跑、爬山、游泳）都是可以承受的。但是如果患者是职业运动员、马拉松爱好者、健身达人或者从事重体力劳动者，可能就不能再恢复往昔的运动量或工作量了。

不过我们前面也提到了，两肺在肺叶的基础上还能根据支气管的走行进一步细分为肺段（有 18 个肺段）。随着微创外科技术的进步，肺段切除术对于肺功能的保留更有优势。当然，选择肺叶切除还是肺段切除，需要经过外科医生的准确评估，因为保证生存才是手术的第一宗旨，也不能为了盲目追求保留肺功能而简单粗暴地选择肺段切除。

1.1.3 肺的气体交换功能

肺泡是人体与外界不断进行气体交换的主要场所，吸入氧气，排出二氧化碳。肺泡数目很多，外面缠绕着丰富的毛细血管和弹性纤维。肺泡壁和毛细血管壁都很薄，有利于气体交换。人体通过鼻或嘴巴呼吸空气，空气进入气管往下走行，穿过喉咙处的声带，抵达支气管，再分别进入左右两肺，最终沿着越分越细的支气管进入最远端的肺泡。在肺泡周围的毛细血管中，红细胞中的血红蛋白主要携带二氧化碳，在经过肺泡时排出二氧化碳，然后带上刚被吸入体内的新鲜氧气。气体交换的过程非常迅速，大概只有几十毫秒。此后，携带丰富氧气的血液回流到心脏，血液则由含氧少、含二氧化碳多的静脉血变成含氧多、含二氧化碳少的动脉血。

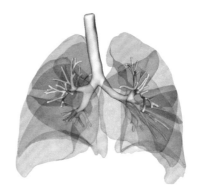

左右肺及各肺段三维成像示意

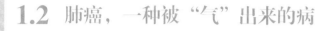 1.2 肺癌，一种被"气"出来的病

肺癌的发病率和死亡率在恶性肿瘤中均位列第一。我国每年新发的肺癌病例超过 70 万例，因肺癌死亡的人数超过 60 万，占全球的 40%，是名副其实的肺癌大国，且发病率和死亡率仍在迅速上升中。目前，我国肺癌发病率每年增长 20% 以上，如不及时采取有效的控制措施，预计到 2025 年，我国肺癌年新发病例数将达到 100 万。那么，引起肺癌的高危因素有哪些呢?

肺癌的高危因素主要有吸烟、厨房油烟、空气污染等。

1.2.1 吸 烟

吸烟是引发肺癌的主要原因。在因肺癌死亡的患者中，有很大一部分是由吸烟（包括被动吸烟）引起的。在我国，有近一半的成年男性吸烟。女性吸烟的比例虽然较低，但有上升趋势。

吸烟所产生的烟雾成分异常复杂，有 4000 多种化合物。

其中，气体占 95%（如一氧化碳、氰化氢、挥发性亚硝酸胺等），颗粒物占 5%（包括烟焦油、尼古丁等）。而这其中有数十种已知的致癌物，如多环芳烃、亚硝酸胺等。这些有毒化合物被人体吸入肺内后顺着支气管到达肺泡，再通过血流到达全身，危害人体健康。大量事实也表明，患肺癌的人数随着香烟销售量的增加而增加。而且，吸烟年龄越小，每天吸烟的支数越多，烟龄越长，患肺癌的风险就越高。其中，患肺癌风险最高的人群当属 3 个 "20"：①烟龄 20 年以上的；② 20 岁以下开始吸烟的；③每天吸烟 20 支以上的。只要 3 个 "20" 里占有其中 2 条，就属于肺癌的高危人群。

医学统计表明，每日吸烟 25 支以上者，肺癌发病率为 250/10 万；每天吸烟 15 ～ 24 支者，肺癌发病率为 139/10 万；每天吸烟 1 ～ 14 支者，肺癌发病率为 75/10 万；未吸烟者，肺癌发病率为 10/10 万。可见，吸烟 25 支以上者的肺癌发病率是不吸烟者的 25 倍。戒烟既有利于自己，也有利于家庭成员的身体健康。戒烟 1 ～ 2 年，呼吸道上皮细胞的不典型增生便有向正常细胞逆转的趋势；戒烟 5 年后，肺癌的发病率明显下降；戒烟 15 年后，肺癌的发病率就会与未吸烟者相仿。

为了实现肺癌的早诊早治，改善肺癌患者的生存结局，凡是 40 岁以上，每天吸烟 20 支以上或吸烟指数（每日吸烟支数 × 吸烟年数）≥ 400、有肺癌家族史者，以及肺癌发病率较高的职业人群（如厨师，接触煤气、沥青、炼焦的工人，经常接触射线、砷、石棉、铬、镍者等），应定期接受低剂量螺旋 CT 检查（不是胸部 X 线检查）。

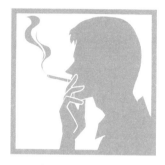

高危因素（抽烟）

对于烟龄 20 年以上的中老年人，每年参加健康体检也有助于早期肺癌的发现。

1.2.2　厨房油烟

据统计，近几年中国女性肺癌的发病率上升很快。对肺癌患者长达 5 年的追踪病因调查发现，超过一半的男性肺癌是由长期吸烟导致的；而在女性，只有较少部分的患者因吸烟或长期被动吸烟（丈夫吸烟、工作在吸烟环境）导致肺癌。

在非吸烟女性肺癌患者中，超过一半的患者长期接触厨房油烟。可见，厨房油烟是现代女性患肺癌的罪魁祸首。食用油经过加热所产生的油烟中有很多毒性物质，例如丙烯醛、苯并芘、丁二烯、苯酚等，这些都已经被证实是致突变物和致癌物。随着油温的增高，油污等有害物质也会增多，致突变性增高。因此，我们在做饭时经常有眼和咽喉的烟雾刺激感。有不少人喜欢用高温油煎炸食物；有的厨房抽油烟机设备老化，厨房门窗关闭，厨房小环境的油烟污染严重；还有一部分家中厨房连着卧室，冬天很少打开窗户，高温油烟久久不散，导致人体甚至在睡眠时也在吸入油烟，有毒烟雾长期刺激眼和咽喉而损伤呼吸系统的组织细胞。这种情况在城镇中老年女性肺癌患者中特别突出，其危险性是正常人的 2 ～ 3 倍。尤其在大城市中，家庭居住空间相对狭小，厨房油烟很难飘散到室外，而更容易被在厨房劳作的主妇大量吸入。已有一些关于肺癌的流行病学研究指出，高温油烟会增加女性发生肺癌的风险，而抽油烟机的使用可降低该风险。

传统中式烹饪讲究火候，煎、炸、烧、烤，说白了都是高温烹饪，与西式烹饪相比，油烟更多，危害更大。目前，西欧男女肺癌患者的比例为（4 ～ 5）∶ 1；而在我国，男女肺癌患者比例为（2 ～ 3）∶ 1。

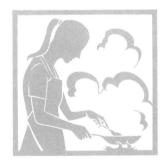

高危因素（油烟）

可见，我国女性比西欧女性更容易患肺癌，而这其中的原因除基因差异、环境不同等外，可能还包括中国人对高温烹饪的偏好。

研究发现，厨房油烟与烧菜时油的温度有直接的关系：当油烧到150℃时，其中的甘油就会生成油烟的主要成分丙烯醛，它具有强烈的辛辣味，对鼻、眼、咽喉黏膜有较强的刺激，可引起鼻炎、咽喉炎、气管炎等呼吸道疾病；当油烧到"吐火"时，油温可达到350℃，这时除产生丙烯醛外，还会产生凝聚体，不仅会使人产生"醉油"症状，还可能导致人体慢性中毒，容易诱发呼吸和消化系统癌症。

因此，为了身体健康，炒菜时应注意以下几点：①厨房开窗通风，便于将油烟排出室外；②菜式多清蒸、烧汤，少煎炸、红烧；③在油冒烟前就将菜下锅，避免油温过高；④炒菜时少翻炒，以减少油烟产生；⑤炒完菜5分钟后再关闭抽油烟机，以更彻底地去除厨房油烟。

1.2.3　空气污染

空气污染、雾霾是肺癌的另一大高危因素。2013年10月，国际癌症研究机构发表报告称，有充分证据证明，室外空气污染可以导致肺癌，人体接触颗粒物和大气污染的程度越深，罹患肺癌的风险越高。该报告还正式将空气污染划分为一类致癌物。

一类致癌物是什么概念？这是国际上最通用和权威的致癌物评级。一类致癌物是指确定对人类致癌的物质；二类致癌物是指可能或很可能对人类致癌的物质；三类致癌物是指无法界定是否对人类致癌的物质；四类致癌物是指不大可能对人类致癌的物质。

此前，国际癌症研究机构已将大气污染中的一些成分定为一类致癌物，如柴油尾气。但将大气污染作为一个整体，列为一类致癌物，这还是第一次。当然，说到这里你可能还没有特别明确的概念，那么如果我告诉你，同属这个组别的还有紫外线、石棉、苯并芘、甲醛、烟草等，是不是就觉得空气污染致癌并不是危言耸听了呢？

不过，人体在污染的空气中待多长时间才会发生肺癌，尚无办法衡量。但是佩戴具有防 PM2.5 功能的口罩，在室内使用空气净化器，外出前根据

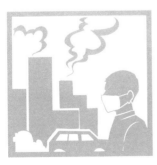

高危因素（城市污染）

空气质量指数决定出行方式及防护措施，都能在一定程度上减少空气污染的致癌影响。但是在预防空气污染方面，目前也存在一些误区，比如：①频繁洗鼻：这其实会破坏鼻腔的自净功能；②根据一些养生节目或民间偏方推荐吃猪血、木耳等清肺食品：这其实完全无法清除呼吸道、肺部的空气污染物；③吃竹炭食品：这也完全无法吸附肺部的杂质。

由此可见，吸烟、厨房油烟、空气污染是导致肺癌发生的最主要的环境因素，而肺癌也可以算得上是一种名副其实被"气"出来的病。

1.3　肺癌还会怎样找上门?

除上述的吸烟、厨房油烟及空气污染这三个最主要的因素外, 还有哪些致肺癌的危险因素呢?

1.3.1　室内装潢

室内装潢的放射性元素, 堪称是最隐蔽的室内杀手。部分大理石、花岗岩含有放射性元素铀。铀极不稳定, 会进一步衰变成氡。氡气是一种放射性气体, 被人体吸入后, 可产生"内辐射", 引起癌症。

2011 年, 美国国家癌症中心发布报告指出, 对美国非吸烟者而言, 室内氡污染已成为诱发肺癌的最主要危险因素。

氡气无色无味。石材是否挥发氡气, 无法用肉眼判断。加之, 铀

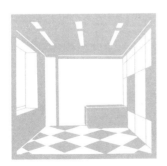

高危因素（装修）

的半衰期很长，会源源不断地释放氡气，即使长时间通风也难以去除。因此，不建议家居内大面积用大理石、花岗岩铺地板；不建议在室内摆放体积太大或数量太多的石头；不建议选择颜色鲜艳的石材（比如深红色、墨绿色），因为这类石头存在较高的氡污染风险。建议在装修前查看石材的检测报告。根据国家标准《建筑材料放射性核素限量》（GB 6566—2010），石材被分为A、B、C三类，只有A类石材可用于家居内环境装修。

1.3.2　职业暴露

之前也提到，有些高危职业会增加发生肺癌的风险。常见的肺癌高危工种有冶炼工、烟草加工工人、印染工、油漆工、矿工等。此外，可致肺癌的职业危险因素是多方面的，例如，经常要接触化学品、辐射等有毒物质，包括砷、石棉、铬、镍、煤焦、芥子气、异丙油、矿物油，甚至烟草加热的产物等。

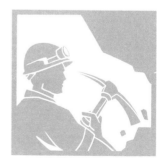

高危因素（高危职业）

锡矿就是一个例子。我国某地锡矿工人的肺癌发病率曾一度在正常人群的10倍以上，数千人因肺癌而死亡。后来研究发现，锡矿中的一种砷化物是致癌的"凶手"。

　　因此，可致肺癌的相关危险工种都需要有完善的职业卫生防护措施。尤其要注意由工作场所通风不良而引起的污染物严重超标问题，从职业致癌因素上最大限度地堵截肺癌的"后备军"。

1.3.3　遗传因素

　　遗传因素也有可能是肺癌的危险因素。有肺癌家族史者接触某些致肺癌因素（如化学性致癌剂、吸烟）后，患肺癌的风险比其他人高。但是，并非家族中有人患肺癌，其他人就一定会患肺癌。因为发生癌症的原因是多方面的。养成良好的生活卫生习惯，增强个人体质，对防癌也是至关重要的。

　　中国医学科学院肿瘤研究所完成的一项"遗传多态性和吸烟与肺癌风险"的研究提示，尽管肺癌似乎有家族聚集现象，但至今还没证据证明肺癌存在特异性的易感基因。越来越多的研究支持肺癌是由基因与环境相互作用引起的，致癌物代谢、DNA 修复以及细胞增殖和凋亡控制基因的遗传变异等都

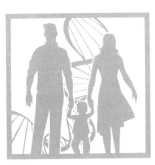

高危因素（遗传基因）

有可能是肺癌的重要遗传易感因素。

不过，虽然肺癌可能具有一定的遗传性，但这只是一种潜在的可能性，并不是必然发生的。为此，父亲或母亲曾患肺癌的人不必背上包袱。只要不吸烟，避免与苯并芘等致癌物质频繁接触，适当注意营养并经常锻炼身体，定期进行防癌筛查，就不必为有肺癌家族史而太过担忧。

1.3.4　传染性疾病和慢性肺部疾病

肺结核是结核菌感染引起的呼吸道传染病，而肺癌则与慢性炎症损伤相关。已有明确证据证明，慢性阻塞性肺疾病（COPD）、肺纤维化是肺癌的致癌因素。目前，还没有发现肺结核与肺癌的发生有直接的关系。但是，肺结核对肺部造成的慢性损害，影响了支气管黏膜上皮的正常功能和机体的抗病能力，对肺癌的发生有间接的促进作用。

肺结核钙化的病灶、结核性瘢痕、陈旧性空洞，以及支气管、肺泡上皮细胞增生、增殖等，与肺癌的发生有一定的关系。临床上不乏陈旧性肺结核患者发生肺癌的病例。

因此，应彻底治疗肺结核，并且不可忽略追踪、复查。

1.4　肺结节到底有哪几种?

从性质上区分，肺结节可以分为良性结节和恶性结节。而我们在体检时所发现的结节大多属于良性结节。良性结节包括钙化灶、炎性结节、纤维增生等。造成良性结节的原因也很多，普通大众想要彻底弄清其中的原因，难度很大，也没有必要，只需要记住一条，就是：除极少数由特殊感染引起的结节（比如肺结核结节）外，大部分良性结节不需要特殊治疗或随访，良性结节对我们的生存也几乎没有影响，所以可以放宽心，选择忽略他们。而恶性结节就是我们常说的"肺癌"了，接下来我们就用更大的篇幅做详细介绍。

根据病灶位置的不同，肺癌可以分为中央型肺癌和周围型肺癌；而根据癌细胞的形态不同和治疗方式不同，肺癌的病理组织学分型主要分为两大类——非小细胞肺癌（NSCLC）和小细胞肺癌（SCLC）。非小细胞肺癌占全部肺癌的85%，而小细胞肺癌仅占15%。明确肺癌的病理组织学分型对肺癌的治疗是至关重要的。不同类型肺癌的发病特点、治疗手段及预后都有明显的差异。至于具体的治疗方式，将在"第3部分 治疗"中进行介绍。

	非小细胞肺癌	小细胞肺癌
发病特点	转移扩散相对较慢	癌细胞生长快，侵袭力强，远处转移早
病因	病因尚不明确，可能与吸烟、空气污染、职业暴露等多种因素有关	病因尚不明确，多与吸烟有关
症状	以肺部症状为主	多可出现全身症状
治疗	早期患者以手术治疗为主，辅助以放化疗、靶向治疗、免疫治疗等综合治疗方法	多对放化疗敏感，但很快出现耐药及复发，确诊时往往已出现转移，手术效果较差
预后	若能早期及时发现、及时治疗，能取得较好的疗效	难以早期发现，预后相对较差

非小细胞肺癌又可以进一步分为以下几种类型。

1. 腺 癌

腺癌是发病率最高的肺癌，并且在我国的发病比例还在逐渐升高，这可能与空气污染有一定关联。目前，腺癌约占全部非小细胞肺癌的60%。腺癌大多数起源于较小支气管的黏膜上皮，因此腺癌多位于肺的外周，按位置分通常属于周围型肺癌。腺癌患者以女性多见，并且与吸烟关系不大。肺腺癌在疾病早期往往无明显症状，常常在胸部 CT 检查或其他体检时才能发现。其肿瘤生长较为缓慢，但在早期就可以发生远处转移。有些肺腺癌病例甚至在出现远处转移症状后，经过系统性检查才得以确诊。

2. 鳞状上皮细胞癌

鳞状上皮细胞癌，简称鳞癌，约占全部非小细胞肺癌的30%。鳞癌与吸烟的关系极为密切，一般多起源于较大的支气管，按位置分通常属于中央型肺癌。鳞癌一般生长缓慢，病程较长，多伴有咳嗽、咳痰、咯血等呼吸道症状，较晚发生远处转移，并且通常首先发生淋巴结转移，之后才发生血行转移。

3. 大细胞肺癌

大细胞肺癌较为罕见，半数以上起源于较大的支气管，肿瘤恶性程度高，体积大，在早期无明显症状时就能发生淋巴结转移或血行转移，有时在远处转移灶出现症状时才能做出诊断。

4. 支气管腺瘤

支气管腺瘤是起源于支气管黏膜的黏液腺或腺导管上皮的原发性低度恶性肿瘤。其发病率低，只占所有肺癌类型的2%

左右，多发生于较大的支气管，生长缓慢，肉眼观察肿瘤边界清楚，血运丰富，但也可发生远处转移，如果切除不彻底则容易局部复发。支气管腺瘤多见于年轻女性，常见的临床症状有刺激性咳嗽、咯血等，当肿瘤完全阻塞支气管时，可能引发肺炎。

除以上几种常见类型的非小细胞肺癌外，较少见的肉瘤样癌、典型类癌、不典型类癌等也属于肺部的恶性肿瘤。

此外，少数患者的肺部肿瘤可以同时存在两种或两种以上不同的组织学类型成分。比如腺癌组织中存在鳞癌成分，或鳞癌组织中有腺癌成分，或小细胞肺癌中有非小细胞肺癌成分，这种肺癌被称为混合型肺癌。

肺癌亚型	特点
鳞癌	较为常见； 与吸烟关系密切； 多为中央型肺癌； 早期常出现支气管狭窄与阻塞，可引起肺不张或阻塞性肺炎
腺癌	最常见； 多与吸烟关系不大； 多有基因突变； 多呈周围型肺癌
大细胞肺癌	罕见； 与吸烟有关； 早期无症状即可发生转移

　　临床上，除对肺癌进行分型外，还要对肺癌进行分期。而分期是为了鉴别肺癌的病灶大小、有无转移，以便更有针对性地制定治疗方案，评价治疗效果。目前，全球统一使用第 8 版 TNM 分期对非小细胞肺癌进行区分。

　　在非小细胞肺癌分期中，有特殊的极早期肺癌，被称为原位癌和微浸润腺癌。原位癌和微浸润腺癌不会发生淋巴结转移和远处转移，将肿瘤本身切除后即可彻底根治，5 年生存率为 100%。所谓癌症的早期发现，最理想的也就是发现原位癌和微浸润腺癌，并予以治疗。

　　除此之外，非小细胞肺癌可以根据原发肿瘤的大小、淋巴结的侵犯情况和远处转移情况，分为 Ⅰ～Ⅳ 期。按照民间最常见的说法，Ⅰ期就是所谓的早期，Ⅱ期则指中期，Ⅲ期为中晚期，Ⅳ期则为晚期。

　　对不同分期肺癌的治疗方法不尽相同。总体来说，对于Ⅰ期肺癌，手术治疗基本可以根治；对于Ⅱ期、大部分Ⅲ期和极少数Ⅳ期肺癌，则需进行以手术治疗为核心，配合以放化疗、靶向治疗、免疫治疗的综合治疗方法；对于少部分Ⅲ期和大部分Ⅳ期肺癌，手术治疗意义不大，治疗需以系统性全身治疗为主，根据组织学类型、分子学特征、疾病范围和患者一般状态等，选择靶向治疗、放化疗、免疫治疗及联合治疗。由此可见，术前检查明确临床分期，对于制定治疗和手术方案是至关重要的。

当然，上面所述的只是普遍的治疗模式，在临床中要根据每位患者各自不同的情况，选择个体化精准治疗方案。关于具体的分期及相应治疗，我们将在"第3部分　治疗"中进行详细介绍。

1.5　无限纠结！肺结节就是肺癌吗？

1.5.1　肺结节不一定是肺癌

划重点：肺结节不一定是肺癌！！！根据美国国家肺癌筛查研究报道，CT 检出的肺结节 95% 以上为良性，仅极少数为恶性。

最近几年，许多人面色凝重地来到门诊，说自己或因单位常规体检或因胸闷咳嗽去医院检查而发现了肺结节。然后，自然是心神不宁。尤其现在互联网信息发达，他们可能根据"小结节""磨玻璃影"等名词，先进行一通自我诊断、对号入座，再进行一通灵魂拷问"我是谁，我怎么了，我还能活多久……"最终，心态可能就彻底崩溃了。

拿到 CT 检查报告时，如果看到上面的描述是"未见异常"，那固然可喜可贺。但是，如果报告上真的有什么描述，也千万不要听风就是雨，自己给自己判了"刑"，然后开始不断幻想和假设自己的悲惨结局。切记：要冷静，保持良好的心态，这很重要。

其实，这种小结节的大量发现与 CT 在筛查中的普及和应用有很大关联。以前，CT 很少用于肺部筛查，所以原先就算是有这种小结节自己可能也不知道。而现在随着人均寿命的延长以及 CT 被列为肺癌筛查的主要手段，肺结节得以被大量发现。

这些结节在很多时候是找不到原因的。而人们的恐惧又大多来源于未知。为了满足这部分缺失的安全感，他们又迫切地想要用自己熟悉的事物来解释。

其实，对于很多肺结节可以这么理解：肺就好比一台空调，里面有滤网，空气和空气中的各种物质进进出出，或多或少会有一些残留在滤网上，然后肺组织就自发地把这些残留物质给包裹起来，存留在滤网上。它虽然没什么危害，但就是客观存在，也无法排出体外。尤其在空气质量差、环境污染严重的地方，这种状况会更加明显。在发现小结节后，应第一时间咨询专科医生，在专科医生的指导下治疗或定期随访观察，就当体检一样，只要小结节没有变化，可以不进行处理。一般来说，在发现肺部小结节后，可以每半年或一年复查一次，如果真的是恶性结节，医生会建议及时处理。

1.5.2　拿到CT检查报告后，我们该怎么解读?

在拿到 CT 检查报告后，我们该怎么解读呢? 我们首先要做一个排除法，CT 检查报告上如果描述为"纤维条索""纤维增生""钙化灶""钙化斑"，那么这种病灶大概率是良性的。如果 CT 检查报告上描述为"小结节"或"磨玻璃结节"，是不是就应该立即手术呢? 当然也不是。根据结节的实性成分（CT 片上病灶的透明度）不同，小结节一般分为 3 类: ①纯磨玻璃结节; ②混合磨玻璃结节; ③实性结节。另外，所谓"磨玻璃结节"（英文缩写为 GGO 或 GGN）其实并不是一种病，只是医生对 CT 上某种样子的结节给予的特殊称呼而已，无关乎良恶性。早期新冠肺炎（COVID-19）的 CT 检查也可以呈现磨玻璃结节。

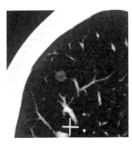 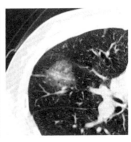 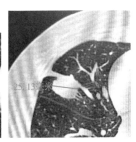

纯磨玻璃结节　　　　混合磨玻璃结节　　　　实性结节

一旦 CT 影像显示肺小结节，该怎么办呢？首先，看结节的大小：直径 ≤ 5 毫米的结节，不需要定期随访；对于直径在 5～10 毫米的结节，可以寻求以胸外科医生为主体的多学科团队进行相应评估；对于直径 > 10 毫米的结节，则有必要予以重视，最好能及时就诊，评估手术的必要性。

什么样的结节需要及时手术呢？①在复查过程中，纯磨玻璃结节直径增大或密度增大；②亚实性结节直径 > 8 毫米，抗炎后复查无明显变化或实性成分增多；③实性结节直径 > 15 毫米，或直径在 8～15 毫米且存在分叶、毛刺、胸膜牵拉、支气管充气征等；④ CT 检查报告直接说明考虑肺癌的。对于这些高危结节，还是需要考虑尽早手术治疗。

1.6　常见问题问与答

1.6.1　有人经常吸烟，为何没有得肺癌？

这是因为体质因人而异。苯并芘类是烟雾中可引起肺癌的致癌物之一。它进入人体，若要产生致癌作用，必须经过体内烃化酶的加工处理。这种处理，在医学上被称为"代谢活化"。

烃化酶代谢活化能力的高低，在每个人是不一样的：烃化酶活化能力较高的人，致癌物代谢活化比较多，容易发生癌症；而烃化酶代谢活化能力低的人，可能相对不容易患癌。

每个人体内的羟化酶含量也不同。羟化酶含量多并且吸烟的人，发生肺癌的风险就相对高些；而羟化酶含量低且甚少吸烟或不吸烟的人，发生肺癌的风险就相对低些。

尽管吸烟并不等于一定会患肺癌，但吸烟者患癌症的概率会显著增高，这是肯定的。多国流行病学专家在大量人群中所做的调查显示，吸烟者患肺癌的死亡率高于不吸烟者，这反映了吸烟与肺癌之间存在特殊的联系。因此，我们还是建议吸烟者及早戒烟。

1.6.2 肺癌会不会传染?

肺癌不会传染。这是由于癌症的发生源于自身局部组织的细胞异常增生。虽然一些肺癌患者的痰液中可能有脱落的癌细胞，但这些癌细胞在人体外很难存活，也不具备传染性，不会使健康人"被传染"。

因此，与肺癌患者吃饭、握手、聊天，都是安全的。不过，因为很多肺癌患者有长期吸烟史，所以与这类患者常年一起生活、工作，可能会在不知不觉中吸入大量"二手烟""三手烟"，这会增加罹患肺癌的风险。还有部分肺癌患者可能合并患有肺炎、肺结核，而这些肺部疾病具有传染性，所以需要多加留心。

1.6.3 肿瘤小就一定是早期吗?

肿瘤小不一定就是早期。有些肿瘤的体积虽然比较小，但已经出现多处淋巴结转移，也可能属于Ⅱ期或Ⅲ期。如果肿瘤已经出现远处转移，那么无论肿瘤体积有多大，是否存在淋巴结转移，都属于Ⅳ期。

1.6.4 医生，我大概还能活多久？

这个问题，没有任何一个医生能够回答，因为医学不是算命。面对肿瘤，通常会用 5 年生存率来对生存进行评估。5 年生存率就是癌症患者在 5 年后仍存活的比例，通常达到 5 年生存即可视为临床治愈。而根据肿瘤分期的提升，5 年生存率呈现明显的下降，从最早 Ⅰ A₁ 期的 92% 降到 Ⅳ 期的 6%。但是这也只是对人群的统计概念，并不完全适用于个人的生存预测。因此，即使是晚期癌症患者，也不要灰心丧气，因为每个人都有明显的个体差异，对治疗的反应也不尽相同，我们还是要积极配合治疗，接受系统性治疗，不迷信偏方，以免延误病情。

1.6.5 "低焦油烟"可降低肺癌的发病率吗？

烟草企业为了维护其商业利益，不断改进卷烟加工工艺和设计，从而降低标准焦油量。但卷烟包装上的低焦油宣传，使消费者误认为选择低焦油卷烟就能减少危害。临床流行病学研究结果证明，选择低焦油烟卷烟的吸烟者，发生烟草相关疾病的风险并没有下降，标识为"淡味"和"低焦油"的卷烟没有实质性地降低吸烟者的患病风险。另外有研究发现，极低焦油

（每支 7 毫克）、低焦油（8～14 毫克）和中等焦油（15～21
毫克）过滤嘴卷烟的吸烟者，因肺癌死亡的风险是一样的。还
有研究发现，改吸低焦油卷烟的烟民，为弥补尼古丁摄取的不
足，往往把更多的卷烟烟雾吸入肺部深处，而使肺部腺癌（肺
部深处发生的癌症）的发病率增加。

1.6.6　水烟、电子烟是香烟的无危害替代品吗？

水烟是采用专用工具"水烟袋"，用水（或其他液体）过
滤后吸的一种烟草制品，主要流行于中东地区。它所使用的烟
草是与蜂蜜或者各种水果混合而成的，有苹果、橙、菠萝、草莓，
甚至咖啡、可乐等口味。21世纪初期，水烟逐渐传到其他地区，
在美国、巴西等国家开始流行。在西方国家的一些餐厅、酒吧
等处，能看到年轻人在吸水烟，甚至用水烟袋吸食大麻等毒品。
有些商人出于商业目的，把水烟宣传为无毒、无害、不会上瘾
的香烟替代产品。但是世界卫生组织发布的研究报告显示，水
烟的危害可能比香烟更大。

2007 年 5 月 29 日，世界卫生组织发布的一份研究报告明
确指出，用水烟管吸烟草并不是一种安全的吸烟选择；水烟管
内冒出的烟雾不可避免地含有少量有毒物质。报告还指出，用

燃烧的炭火来保持烟流动的装置会增加患肺结核或肝炎的风险；每天吸食 3 次水烟，相当于吸 1 包纸烟；水烟通常有各种口味，长期吸水烟会增加人们的吸烟量，以致水烟吸烟者比纸烟吸烟者多摄入超过 100 倍的烟草；此外，水烟管除尼古丁危害外，还容易使人上瘾。在"二手烟"方面，水烟对健康的危害比纸烟更大。

电子烟在缺乏有效监管的情况下，很多热销的产品为低价的三无产品或质量不合格产品，采用低劣材质、廉价烟液，极大地损害了吸电子烟者的身体健康。

第 2 部分 ————

诊　断

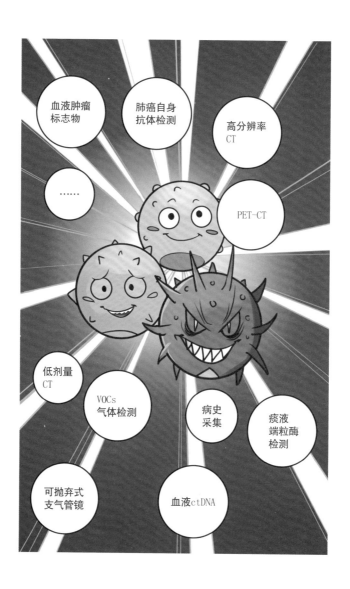

2.1　门诊检查

2.1.1　体检时做的胸片上能发现肺结节吗？

在中国，肺癌的发病率和死亡率均居恶性肿瘤的第一位。在以往大多数单位的体检中，胸部 X 线片（简称胸片）检查是筛查肺癌的主要项目。随着 CT 机的普及，在临床研究数据的支持下，越来越多的体检项目已经开始用低剂量肺部 CT 检查来代替胸片进行肺癌筛查。那么，胸片和低剂量 CT 到底有什么区别呢？

在做胸片检查时，受检者一般取站立位，在屏气后进行照射投影。通过胸片检查，可以观察胸廓（包括肋骨、胸椎等）、心脏、纵隔和肺等组织器官的情况。

CT 的全称是计算机断层扫描，它的工作原理是根据人体不同组织对 X 线吸收与透过率的不同，应用灵敏度极高的仪器对人体进行测量，然后将测量所获取的数据输入电子计算机，电子计算机对数据进行处理后，就可摄下人体被检查部位的断

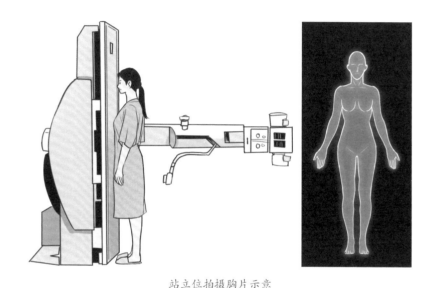

站立位拍摄胸片示意

面或立体的图像，从而更好地、不受遮挡地展示人体内部组织尤其深部组织的形态结构。

打个比方，如果人体是一个鱼缸，那么胸片就类似于鱼缸在太阳光线下投在墙上的影子，所有的信息都重叠在一起，也许你能从影子中辨认出水草和游来游去的乌龟，却很难发现躲在水草里的小鱼小虾。而 CT 则相当于把一整块面包切成一片片的吐司面包进行观察，你可以清楚地观察到面包每一个层面的结构，分辨出掺在面包里的是葡萄干还是核桃仁。

明白了这个道理，你应该就更容易理解肺结节筛查到底该做胸片检查还是肺部 CT 检查了。

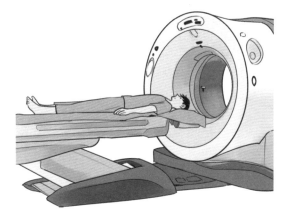

肺结节一般指肺里直径 ≤ 3 厘米的类圆形异常密度增高影。在胸片上，直径较小的或者密度较低的肺结节容

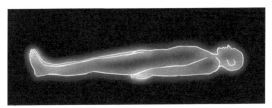

平卧做 CT 的示意

易被心脏、食管或者骨骼等器官组织遮挡而导致漏诊。而 CT 检查可以避免这个问题，发现体内任何部位的细小病变。

因此，在日常体检中，胸片检查只适用于胸部问题的初筛。对于肺癌高风险人群，肺部 CT 检查更适合，能够尽早发现病变，及时处理。

2.1.2　做增强CT是不是可以把肺结节看得更清楚？

一般来说，CT 可以分为平扫 CT 和增强 CT。这两者有什么区别呢？

平扫CT又称普通扫描，是指不注射造影剂而做的CT检查。通过平扫 CT，能够显示人体的断面图像，避免 X 线平片上不同器官病灶互相重叠以致干扰观察的缺点，能充分显示受检层面器官和病灶的细节，使定位准确性达到很高的水平。但平扫 CT 的不足在于，其只能通过密度的差异来辨别不同的组织；如果邻近组织或器官密度相近，那么可能就无法清楚地区分了。

增强 CT 是在平扫 CT 的基础上，对发现的可疑部位，在静脉注射造影剂后有重点地进行检查，从而提高诊断准确率。静脉中的造影剂会随着血液循环跑到全身的组织器官中，并根据这些组织器官的密度不同而有不同显像。通过观察病变组织的血流情况，与周围正常的组织进行对比，以区分病变的性质，比如血供是否丰富、内部是否有坏死或出血等。此外，根据造影剂进入静脉后的时间，又可以观察动脉期、静脉期以及肝脏门脉期的动态变化，从而得到观察目标的更多信息，为临床诊断提供更多依据。

因此，对于肺结节来说，如何选择 CT 检查也要根据具体情况来决定。如果肺结节比较小，那么平扫 CT 检查就可以获得足够多的信息。如果肺结节比较大，或者靠近血管难以区分，甚至有些患者伴有纵隔淋巴结肿大，那么为了仔细确认肿块的大小、区分淋巴结与血管，需要做增强 CT 检查。

对于许多体检发现肺部小结节的患者，其实还有更好的选择：肺部高分辨率 CT。高分辨率 CT，简称 HRCT，也称薄层 CT，其原理是降低 CT 扫描的层厚，由常规的 5 毫米 / 层减至 1 毫米 / 层，从而获得更多、更详细的影像学资料，这样甚至连 2 ～ 3 毫米的小结节都不会漏过。

2.1.3　通过抽血测基因能不能检测肺结节？

在临床上，对肺结节的诊断包括影像学诊断、病理学诊断及分子分型诊断等。分子分型诊断主要用于肺癌的术后诊断，是肺结节、肺癌诊断中非常重要的组成部分，而基因检测是分子分型诊断的主要手段之一。基因检测的样本包括组织样本和血液样本。所谓的组织样本，就是利用通过手术或穿刺得到的肺结节病灶标本进行基因检测；在肿瘤标本无法获得或量少不能进行基因检测时，可以利用血液样本进行检测。

既然血液基因检测能在肺癌的术后诊断中发挥重要的作

用，那么其能否在肺结节、肺癌的术前诊断中也发挥有效的作用呢？有研究表明，利用血浆中的 DNA 启动子高甲基化可以进行早期肺癌的检测。通俗来讲，血液中的一些遗传物质的改变与早期肺癌有着一定的对应关系，通过对血液中的这些遗传物质进行检测，可以为肺结节的良恶性诊断提供帮助。但值得注意的是，在取得确切的组织病理结果之前，肺结节的诊断是以多个维度的检查为基础的，需要影像学、血液生化、免疫等多种检查相辅相成，来得出最为可靠的结论。

综上所述，血液基因检测可以为肺结节的早期检测提供重要的诊断依据，但血液基因检测并不能代替影像学检测和病理学检测。只有结合三者的检测结果，才能对肺结节做出最准确的诊断。

2.1.4 从肿瘤标志物能确定肺结节的良恶性吗？

在日常的体检中，常常会包含肿瘤标志物的抽血化验项目。这其中包含多个与肿瘤相关的血液指标，比如癌胚抗原、甲胎蛋白、铁蛋白以及各类糖抗原等。

有些人体检查出肺结节，而肿瘤标志物是正常的，但去胸外科专科门诊就医后，医生却考虑早期肿瘤，建议手术切除。

而有些人体检发现肿瘤标志物异常升高，但医生了解情况之后却说问题不大，定期复查就行。这就让人产生疑惑了：肿瘤标志物的高低到底代表了什么呢？而要想弄清楚这个问题，就要从肿瘤标志物的检测原理说起了。

肿瘤标志物是指存在于恶性肿瘤细胞的，或由恶性肿瘤细胞异常产生的，或是宿主对肿瘤的刺激反应而产生的特征性物质，其存在于肿瘤患者的组织、体液和排泄物中，能够用免疫学、生物学及化学的方法检测到。肿瘤标志物可用于肿瘤的早期诊断、预测预后及疗效评价等。肿瘤标志物异常升高可提示肿瘤的发生，但是需要注意的是，非肿瘤性疾病也可发生肿瘤标志物的异常升高。

癌胚抗原（简称 CEA），是一种具有人类胚胎抗原特性的酸性糖蛋白，存在于内胚层细胞分化而来的癌症细胞表面，是细胞膜的结构蛋白。其在细胞质中形成，通过细胞膜分泌到细胞外，然后进入周围体液。CEA 是一种广谱肿瘤标志物，其升高常见于结肠癌、肝癌、肺癌及泌尿系肿瘤等。但是，在吸烟人群、妊娠期妇女，以及心血管疾病、糖尿病、肠道憩室炎、直肠息肉、结肠炎、胰腺炎、肝硬化、肝炎、肺炎等患者人群中，约 15%～53% 也会发生血清 CEA 水平升高。CEA 常用于术前的肿瘤普筛以及肿瘤患者的病情检测。

糖类抗原199（简称CA199），属于低聚糖肿瘤相关抗原，为细胞膜上的糖脂质，一般对消化道肿瘤较为敏感，其中对胰腺癌的敏感性最好。但是，消化道炎症也会引起CA199水平异常升高。

糖类抗原125（简称CA125），是一种来自于体腔上皮细胞并可表达于正常组织的糖蛋白，常见于眼部、生殖道及呼吸道。其对卵巢癌的诊断有较大的意义，但是存在胸腔炎症、胸腔积液等情况的患者也会表现出CA125水平升高。

甲胎蛋白（简称AFP），在正常情况下由新生的肝细胞分泌，若成年人血清AFP水平异常持续增高，往往提示肝脏来源的恶性肿瘤。此外，生殖系统的肿瘤也可能引起AFP水平升高。

铁蛋白，是一种广泛存在于肝、脾、肾和骨髓等内的储铁蛋白。在发生肝癌、肺癌、胰癌、白血病等时，癌细胞合成的铁蛋白增加，使血清铁蛋白水平升高。但是，在发生炎症、慢性肾病、创伤或手术等情况时，铁蛋白水平也会异常升高。

总的来说，在临床实践中，对患者病情的判断需要综合患者的整体情况，由于炎症等各种因素都有可能影响肿瘤标志物的检测结果，所以肿瘤标志物并不是一个金标准，而只能作为重要的参考指标之一。具体到肺结节的诊断，光凭肿瘤标志物来判断肺结节的良恶性显然是不够的，需要结合肺结节的性状、随访变化、患者的肿瘤危险因素、体格检查结果等各类信息，才能最终得出可靠的结论。

2.1.5　抽血检查能判断肺结节的好坏吗？

在肺结节的门诊检查中，所进行的血液检查一般包括肿瘤标志物检测及肺癌七种自身抗体检测。

肿瘤标志物是肿瘤细胞新陈代谢的产物、变异的细胞基因的产物、崩坏死亡的肿瘤细胞释放入血液的物质等。常规检测的肿瘤标志物包括癌胚抗原（CEA）、甲胎蛋白（AFP）、前列腺特异抗原（PSA）、绒毛膜促性腺激素（HCG）等。其中，与肺癌的早期诊断最为相关的是癌胚抗原（CEA）。但值得注意的是，CEA 水平升高并不代表肺结节是恶性的。在现有的研究中，除肺癌之外，结肠癌、胃癌、尿道癌、卵巢癌、胰腺癌等都可以表现为 CEA 水平升高。那么是不是没有癌症，CEA 水平就不会升高了呢？答案是否定的，健康人也可以出现非肿瘤因素引起的 CEA 水平假性升高，一般多见于吸烟人群或服用猕猴桃根、鱼腥草等中医汤药的人群。另外，恶性的肺结节也不一定伴有 CEA 水平升高，也有相当一部分早期肺癌患者不伴有 CEA 水平升高。肿瘤标志物一般只作为肺癌早期诊断的一个参考指标，是辅助胸部高分辨率 CT（HRCT）的血液检查之一。因此，如果检查结果中出现 CEA 水平升高，那么在完善检查的同时不要过分紧张，仔细思考近日是否有服用中医汤药，是否有吸烟，是否有比较明显的体重减轻或身体其他不适症状，做好疾病的早期排查，不要一看到 CEA 水平升高就给自己巨大的心理压力，有时候击垮自己的并不是疾病，而是自己负面的心理暗示。

　　肺癌七种自身抗体对于一般人来说可能较为陌生。但在肺癌的早期诊断中，肺癌七种自身抗体具有无创、无辐射、敏感度高、阳性准确度高等优点，能同时检测早期小细胞肺癌与非小细胞肺癌，对肺癌的早期发现有着重要的意义。与大家比较熟悉的传统肿瘤标志物检测相比，自身抗体标志物具有天然的高特异性和免疫生物放大信号系统等独特优势。通俗来讲，肺癌七种自身抗体与肺癌的对应性更强，受其他肿瘤或因素的影响更小，并且即使肿瘤产生的相关抗原是微量的，我们身体的免疫反应也会使这种微量的抗原产生比其大好几个数量级的抗体，提高血液检测的敏感度，也就是说使病变更容易被检测到。

因此，肺癌七种自身抗体检测在辅助肺部高分辨率 CT 检测早期肺癌时具有极为重要的临床意义，肺部高分辨率 CT ＋肺癌七种自身抗体检测也是国际肺部肿瘤临床诊断的发展趋势。

ctDNA 甲基化检测是近年来逐渐成熟的肿瘤标志物检测手段。ctDNA 是指从脱落的肿瘤细胞或死亡的肿瘤细胞中释放，从而进入人体内多种液体环境（如血液、脑脊液等）的遗传物质。对于相应的肿瘤，这些遗传物质具有很高的检测敏感性，并且许多肿瘤有各自相对应的 ctDNA。因此，ctDNA 是一种具有广泛前景的新兴血液肿瘤标志物。相比于传统的血液肿瘤标志物，ctDNA 在肿瘤的全周期管理上有更大的优势。它对肿瘤早期辅助诊断，预后和复发风险评估，治疗方案筛选，肿瘤疗效监控等环节都有指导作用，如术前 ctDNA 检测可以协助判断肺结节的病理类型。ctDNA 作为新兴的血液肿瘤标志物，其检测手段正在不断发展更新，技术也在不断迭代，旨在达到更高的检测敏感性和准确性。相信在不久的将来，ctDNA 甲基化检测可以成为一种常见的肺结节早期筛查手段。

总之，随着检测技术的提高，抽血检查能够排查部分肿瘤性的肺结节，但是仅凭化验结果很难明确肺结节的性质，需要结合其他检查才能得出相对准确的判断。手术切除后的病理报告才是诊断肺结节性质的金标准。

2.1.6　肺部CT能看出肺癌是早期还是晚期吗？

肺癌是目前全球第一大癌症。我国 2015 年的统计数据显示，肺癌在我国男性和女性的恶性肿瘤发病率中分别排第一和第二位，而死亡率均居首位。肺癌的早筛早诊早治非常重要。

随着社会经济水平的提高和医学的发展，肺部 CT 已经逐步替代传统的胸片，成为肺癌早期筛查的有效手段。胸外科医生会根据患者的肺部 CT 检查结果，结合其他检查结果，给出专业的诊疗意见。

对于发现肺结节的患者，最希望了解的是："我这个肺结节是不是肺癌？如果是肺癌，那么属于早期还是晚期？"在这里，我们就简单介绍一下肺癌的分期。

关于肺癌的诊断，金标准当然是病理诊断，也就是通过气管镜、穿刺活检或者手术等方式，取得肺的部分病变组织，由病理科医生在显微镜下仔细鉴别后给出病理报告。有病理结果作为依据的分期被称为病理分期。但是，在很多情况下，比如肺部小结节在未进行手术前，医生无法取得病变组织，因此只能根据已有的检查来大致判断结节的性质和分期，这就被称为临床分期。

　　具体到肺癌的分期，肺癌在类型上可以大致分为小细胞肺癌和非小细胞肺癌两类。

　　小细胞肺癌可以分为局限期和广泛期。局限期小细胞肺癌：肿瘤局限在单侧肺或可能转移到附近淋巴结，但尚未发生对侧或远处转移，可接受一个放射野的根治性放疗。广泛期小细胞肺癌：肿瘤已经转移至双侧肺和胸腔，或转移至肺外器官。

　　非小细胞肺癌可以分为Ⅰ～Ⅳ期。Ⅰ期非小细胞肺癌属于早期，指肿瘤较小，局限于局部肺组织内，未发生转移；Ⅱ期属于中期，指肿瘤已经转移到肺门附近的淋巴结；Ⅲ期属于中晚期，指肿瘤细胞已经进一步转移到纵隔或肺外的淋巴结；Ⅳ期属于晚期，指肿瘤已经出现胸腔内的转移或其他器官的转移。

　　参照这个标准就可以发现，肺部 CT 检查无法准确判断肺癌的分期，原因主要包括以下几个方面。

　　（1）肺部 CT 检查只能显示肺癌在胸腔里的情况，无法判断身体其他部位是否有肿瘤转移。

　　（2）肺部 CT 检查只能由经验丰富的医生大致判断结节的良恶性，以及判断是否有肺部淋巴结的转移，但是具体的只能在由病理科医生分析组织切片后确定。

总的来说，肺部 CT 检查是肺癌早期筛查、诊断的重要手段，但也存在一些局限性，光凭肺部 CT 检查难以做到对疾病的充分评估。

2.1.7　肺结节需要做穿刺活检吗？

肺结节有好有坏，许多肺结节是良性的病灶，并不需要特殊处理。但是，关于肺结节的良恶性，往往只能通过影像学的形态特征，结合专科医生的个人经验来判断。

许多人会问，能不能像乳腺结节和甲状腺结节一样，通过穿刺活检来明确结节的性质？这里就需要先了解一下穿刺活检的原理。

穿刺活检，顾名思义，就是利用一根空心针穿入病灶内部，取出一部分病灶组织，再由病理科医生给出病理诊断。肺部由于存在大量气体，所以无法在超声下观察肺结节，一般需要在 CT 引导下进行肺部穿刺活检。但是，并不是所有肺结节患者都适合做这个检查。

首先，穿刺活检是一项有创操作。尽管穿刺针很细，但由于胸腔解剖结构特殊，所以穿刺仍然存在一定的风险。比如肺破裂后可能会有大量气体漏入胸腔，导致气胸；如果穿刺过程中损伤了肋间动脉，那么可能导致胸腔内出血甚至需要急诊手术止血；如果穿刺过程中损伤了肺内血管，那么可能导致患者咯血甚至有窒息的风险。因此，肺部穿刺活检需要谨慎选择。

其次，穿刺活检存在一定的假阴性。对于病灶直径比较小或者解剖位置不佳的肺结节，穿刺难度很大，不一定能确保取到病灶的组织。打个比方，穿刺活检就犹如在池塘里捞鱼，如果捞到鱼了，那可以肯定池塘里有鱼；但是，如果捞了几次都一无所获，能肯定这个池塘就没有鱼吗？同样的道理，如果穿刺结果提示找到了肿瘤细胞，那么基本可以肯定病灶就是肿瘤；但是，如果穿刺标本里没有找到肿瘤细胞，其实也无法完全确定病灶是良性的。

以下情况可以选择穿刺活检，比如：医生判断肺部小结节为肺癌的可能性并不是很高，但如果长期诊断结果不明确，担心时间长了会影响患者的诊断和治疗的；或者，患者因年龄较大、身体状况不佳等，不适合手术的。这时，选择穿刺活检既能早一点明确诊断，又不会给患者带来比较大的创伤。

而对于大部分肺小结节患者，定期复查随访一般也能明确结节的性质，并且也不会对预后造成明显影响，也不需要冒风险做穿刺活检。

2.1.8　肺结节需要做PET-CT吗？

随着医学技术的不断发展，出现了许多新式的检查项目。其中，PET-CT 是最常被提及的检查项目之一。

PET-CT 是正电子发射断层（PET）和 CT 组合而成的多模式成像系统，将 PET 与 CT 融为一体，使两种成像技术优势互补，PET 图像提供功能和代谢等分子信息，CT 提供精细的解剖信息，通过融合技术，一次显像即可同时获得 CT 解剖图像和 PET 功能代谢图像，达到"1＋1＞2"的效果。

CT 的原理是利用 X 线进行扫描，根据不同组织的密度差异来辨别组织结构，获得病变的解剖结构信息。但是，对于密度相近的组织，CT 就没办法很好地进行区分了。而 PET-CT 在普通 CT 的基础上，将正电子核素标记的葡萄糖等人体新陈代谢物质作为显像剂，通过对显像剂的摄取来反映其代谢变化，从而为临床提供病灶的生物代谢信息。因此，PET 与 CT 两者结合后，我们既可以清楚地看到病灶的解剖位置和形状，又可以了解到病灶的代谢活跃程度。

那么，哪些患者需要做 PET-CT 检查呢？简单来说，就是怀疑可能有肿瘤的患者。肿瘤由于可以无限增殖，需要不断地从人体摄取养分，往往处于高水平的代谢状态，所以通过PET-CT 检查就能轻易发现。此外，PET-CT 可以进行全身的快速扫描，不仅能鉴别主要病灶的良恶性，而且还能评估恶性肿瘤是否有全身转移等情况，对后续的治疗有重要的参考价值。

对于体检发现肺结节的患者，一般情况下通过动态观察肺部 CT 的形态变化，就可以大致判断肺结节的良恶性，不需要特意再做 PET-CT 检查。但是，有时候仅凭普通 CT 难以判断肺结节的良恶性，或者 CT 考虑肺结节为恶性肿瘤，需要进一步评估全身情况，这时候就需要进行 PET-CT 检查以获得更多的信息。

此外，虽然 PET-CT 的诊断价值很高，但也并不是没有缺陷。首先，由于 PET-CT 的设备价格昂贵，以及显像剂的成本较高，所以其检查费用居高不下。其次，由于检查过程中需要用到一定剂量的携带放射性核素的代谢物质，所以对被检查者有一定的辐射损伤。

总的来说，PET-CT 是一项具有高新技术的检查项目，有诊断价值但又存在一定缺陷。对于肺结节患者来说，可以遵从专业医生的建议来选择。

2.1.9　为什么我在不同医院查的肺结节大小不一样？

"咦？我的结节为什么上次测量只有 4 毫米，这次就有 6 毫米了？怎么大了这么多？"关于胸部 CT 检查出的肺结节大小问题，困扰了不少门诊就诊患者。其实，这不仅是在不同医院检测出的肺结节大小可以不一样，而且在同一个医院的不同次 CT 检查结果也可以有所出入，那么其中的原因是什么呢？

在 CT 检查中，影响结节大小的因素有很多，其中主要原因有两个：①结节本身的大小确实发生了变化，比如一些炎症性结节的大小可以变化比较大；②与 CT 扫描的原理有关。

我们先从第①点说起。如果两次 CT 检查的间隔时间较长，那么肺结节大小发生变化的可能性是比较大的。而对于一些炎症性结节，在炎症还存在时，可能在影像学上表现出的肺结节就较大，同时临床症状也可能较严重，比如发热、咳嗽、咳痰等；在炎症治愈后，这些炎症性结节就可能慢慢消散。而在肿瘤的进展期，肿瘤的增大也会比较明显，间隔半年的 CT 检查结果所报的结节大小也可能有明显区别。

要理解第②点，首先要明白 CT 的运行原理。CT 平扫时，就像一台无形的切片机，在拍摄的肺部水平一层一层地切下来，我们看到的 CT 图像其实就是那一个切面所呈现出的图像。CT 平扫的厚度一般是 5 毫米，而肺部高分辨率 CT 的厚度一般是 1.25 毫米。我们把一个直径为 4 毫米的肺结节想象成一个直径为 4 毫米的标准球体，在 CT 平扫时，如果切面正好穿过这个球体的球心，那么在影像上表现出的就应该是这个球体的最大面积，所测出的圆形直径即为这个球体真正的直径，即 4 毫米（见右图切面 B）；那么如果这个切面没有越过球体的球心，切出来的面积就会变小，测量出的直径也会变小（见右图切面 A）；如果再极端一点，这个直径为 4 毫米的球体正好躲在了 CT 平扫的两个

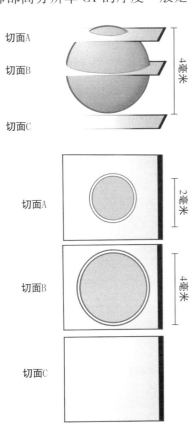

切面示意图

层面之间，那就没有切到球体，CT 检查报告上也报不出这个肺结节（见上图切面 C）。这时，肺部高分辨率 CT 的优势就体现出来了，在诊断直径小于 5 毫米的肺结节时，肺部高分辨率 CT 比 CT 平扫有更高的清晰度、准确度和敏感度。

2.2 围手术期

2.2.1 为什么医生在手术前要让我再复查肺部CT?

在肺结节诊断、治疗过程中，肺部 CT 检查结果是最重要的医学资料。医生需要通过研读肺部 CT 检查结果来判断肺结节的性质，以及手术方式、切除范围等。

但是，许多患者也会有所顾虑："大家都说CT是有辐射的，做多了对身体有损伤，我可以不做 CT 检查而直接手术吗？"

对于这个问题，需要根据患者的具体情况来分析。

首先，CT 对人体有危害吗？答案是肯定的。CT 就是利用了 X 射线的透视作用进行的检查，其主要危害是电离辐射。简单来说，电离辐射对人体的细胞、DNA 等基本组成成分可造成一定的伤害。但是，辐射伤害的程度与辐射剂量有关。一般认为，每年接受辐射的安全剂量范围是不超过100 毫西弗（mSV），而一次普通肺部 CT 的辐射剂量在 8 毫西弗左右。因此，在病情需要的情况下，每年做 3 ～ 4 次的肺部 CT 检查并不会对人体造成绝对的伤害。

其次，医生要求在手术前再次复查肺部 CT，也是基于严谨的临床态度以及对患者负责的考虑。目前，许多肺结节是在体检时偶然发现的，术前难以取得病理证实，大多只有通过手术切除后才能最终确诊。一方面，若肺结节为炎症性病灶，那么经过一段时间后，可能在自身免疫力的作用下慢慢吸收消散，此时如果没有复查肺部 CT 而贸然手术，那么患者可能受到不必要的损伤。另一方面，对于肿瘤相对晚期的患者，病情相对比较复杂、变化也较快，如果没有及时复查肺部 CT 而遗漏重要的病情变化，那么有可能导致手术效果不佳，甚至错过最佳的治疗时间。

因此，我们需要理性地看待肺部 CT 检查。肺部 CT 检查虽然并不是做得越多越好，但也不是伤害很大而需要趋而避之。在需要的情况下，合理地安排肺部 CT 检查，才能有最好的获益。

2.2.2 为什么在肺部手术前要做支气管镜检查？

人时时刻刻都在呼吸，呼吸道是人体的自然腔道之一，由上至下逐渐分叉变细形成气管、支气管、细支气管等。

气管镜是一种细长的光学内镜医疗器械，类似于常见的胃镜、肠镜，可以经鼻或经口置入患者呼吸道，观察气道内部的情况。

计划做肺部手术的患者常常会被要求做支气管镜检查。许多患者不能理解："我已经做肺部 CT 检查了，为什么还要做气管镜检查呢？"

其实，气管镜检查与肺部 CT 检查并不冲突，两者是相辅相成的。肺部 CT 检查能够显示病灶的解剖位置和形状，在手术过程中可以探查支气管外部的情况；而通过气管镜检查则可以观察气道内部黏膜的病变情况。由于大多数肺癌是支气管黏膜上皮起源的，因此术前评估支气管黏膜病变是非常有必要的。尤其对于中央型肺癌患者，通过纤维支气管镜可以清楚地观察到肿瘤的侵袭范围，并有机会取得病理结果，有助于医生确定手术方式和手术切除范围。对于外周型肺癌，也可以通过有效的气管镜下毛刷刷检和肺泡灌洗获得细胞学诊断。

除普通的支气管镜外，常见的还有超声支气管镜、荧光支气管镜等。超声支气管镜结合了超声技术，可以通过超声探头探查无法直视的支气管壁外的情况，能够引导穿刺针对支气管壁外的肿瘤、淋巴结等进行穿刺活检。荧光支气管镜是在普通支气管镜的基础上结合细胞自发性荧光及信息技术所开发的一种新型的支气管镜，可以通过激发自身细胞发出荧光，捕捉不同细胞的荧光表达差异，从而发现极其微小的病变，提高支气管镜活检的灵敏度及检查准确率。尤其对于中央型肺癌，荧光支气管镜可以协助判断支气管黏膜的侵犯情况，从而指导手术医生决定手术的切除范围。

不过，支气管镜检查是一项有创操作。若患者在使用抗凝血药物，则需要在停药后才能进行支气管镜检查。检查前需要患者配合进行呼吸道的局部麻醉。无法耐受清醒状态下做支气管镜检查的患者，也可以选择无痛支气管镜检查。此外，患者在检查前4小时应该禁食，检查前2小时应该禁饮水，以避免操作时因胃内容物反流而引起呛咳甚至窒息。在检查过程中，患者不可以说话，以免声带损伤；患者如果有不舒服，可以举手表示。在术后2小时内，应避免进食（包括喝水），以免造成呛咳甚至误吸。如果在检查过程中发现了问题，那么医生可以直接取得病变组织进行活检。活检术后的患者可能会出现少量的痰血或者咯血，这都属于正常现象。

总的来说，支气管镜检查是帮助医生直接了解呼吸道内病情的最佳手段。

2.2.3 为什么手术前要检测肺功能？

在手术流程中，术前检查是评估患者身体情况、判断患者能否耐受手术的重要手段。在普胸外科常见的手术前，都需要评估患者的肺功能。那么，肺功能检查与手术之间有着什么样的联系呢？

首先，肺功能检测是判断患者能否耐受手术的重要检查之一。目前常见的肺结节手术在切除肺组织的过程中，需要阻断相应部分的肺组织通气，这就需要在麻醉时停止患者的自主呼吸。比如在进行左上叶楔形切除术时，手术医生需要与麻醉医生配合，利用麻醉将患者的呼吸肌麻痹，从而停止患者的自主呼吸，再利用呼吸机向患者的右肺通气，仅利用患者的右肺来保证患者在术中所需的气体交换，在手术完成之后再恢复患者的自主呼吸。这样一来，患者的左肺在手术进行时就会停止运动，使手术更加顺利，同时右肺还能行使本来的功能，保证患者的呼吸。基于上述的麻醉流程，患者拥有较为健全的肺功能的必要性也体现了出来。如果患者本身的肺功能已经非常不理想，那么在手术中只利用一侧肺进行呼吸相当于患者在术中的肺功能要暂时性地再打一个折扣，那么机体的供氧就很有可能跟不上，患者也就不能耐受手术。

另外，肺功能检测是判断患者的肺组织在术后能否保证患者生存质量的主要手段之一。常见的肺部结节手术包括肺楔形切除术、肺段切除术、肺叶切除术等。从名字中可以看出，这些术式或多或少地需要切除一些肺组织。因为肺组织是肺功能的物质基础，所以肺组织的损失对肺功能的影响是直接的。因此，医生需要在术前进行肺功能检测，来判断在损失这部分肺组织之后，患者剩下的肺组织是否能够维持其日常活动所需。如果患者的肺功能在术前就十分不理想，那么即使完成了手术，患者在术后也可能出现胸闷、气短等症状，需要经过较长时间的肺功能锻炼来适应这种变化，也会明显影响患者术后的生存质量，这就会与目前主流的术后快速康复理念相违背。

2.2.4　为什么我只做肺部手术，却还要检查身体其他部位？

很多患者在术前检查时会提出疑问："为什么我明明做的是肺部手术，却还要检查心功能、肝肾功能、凝血功能等，以及头颅磁共振、肝胆胰脾超声检查呢？"

要回答这个问题，首先需要明白一个手术的流程。在住院之后、手术之前，患者需要利用术前检查完成术前评估，包括手术指征评估、手术耐受性评估、麻醉相关评估等。

　　手术指征评估，通俗说就是判断一个患者能不能进行手术、进行手术的意义大不大、术后患者的生存获益与生存质量高不高等。在这里，我们假设一个晚期癌症患者已经发生全身多脏器转移，如果我们在术前没有评估患者的头颅、肝胆胰脾或骨的情况，就直接默认患者只有肺部的那一个病灶而进行手术，那么这样一个错误的分期判断就很有可能让患者接受了一次意义不大的手术，仅仅切除了肺部的一个病灶，而全身的转移性病灶却没有得到治疗。这种"头痛医头、脚痛医脚"的思路已日渐为精准个体化的现代医学所摒弃。

　　手术耐受性评估和麻醉相关评估，通俗说就是判断患者的身体能不能承受这次手术、能不能承受这次麻醉。而对此，心功能、肺功能、肝肾功能、凝血功能等都是评估的相关指标。如果凝血功能不好，那么术中止血就会变得困难，术后出血的可能性也会增大，这就会给患者的手术埋下隐患，若不加以重视，很有可能发生威胁患者生命的事故。如果心功能和肺功能不好，那么在进行麻醉时，患者可能出现血氧饱和度低、血压降低等情况，患者的手术风险也会变大。肝脏和肾脏是人体代谢的重要器官，许多药物需要经过肝脏和肾脏进行代谢。如果患者肝肾功能不全，那么在使用部分药物时就可能出现药物无法正常代谢而在体内蓄积的情况，这些蓄积的药物反过来可能进一步损伤人体肝肾甚至心脑功能，并使药物的副作用放大。因此，在术前进行肝肾功能检查是对患者能否承受药物压力的一种重要检测方式。

总的来说，人体是一个有机的整体，对一场肺部手术做出反应的并不仅仅只有肺，肝肾心脑等都会对这种刺激做出反应，所以在术前对身体其他器官进行检查是重要的，也是有必要的。这些术前检查结果是对患者生命、手术质量和术后生存质量的重要判断依据。

2.2.5　为什么要做肺部CT三维重建？

随着医学和科学技术的发展，越来越多的技术被应用到临床医学中，对推动医学发展起到了重要作用。这里要讲到的是肺部 CT 的三维重建技术。

大家平时看到的肺部 CT 显示的是人体的横截面，是二维图像，可以清楚地看到肺部病灶。但是，人体组织是立体结构的。二维图像还是会丢失许多解剖信息，无法立体显示肺结节与肺动脉、静脉及支气管的关系，这凭借人的想象力很难弥补。打个比方，肺部 CT 就像是一幅地图，我们可以看到道路、河流、桥、房子等信息，但是，这座桥是平桥还是拱桥，这幢房子有几层、里面结构是怎么样的等，却无法得知。而三维重建技术就是通过电脑信息技术使平面的信息立体化，犹如沙盘一样呈现真实的三维结构。

　　人体的肺可以分为 5 个肺叶，左侧分为左上肺和左下肺，右侧分为右上肺、右中肺和右下肺。不同肺叶之间一般有较明显的叶间裂。每一侧的肺根据解剖结构还可以分为 10 个肺段，但肺段之间的段间裂就相对没有那么明显了。随着肺癌疾病谱的逐渐变化，早期肺癌的发现率越来越高，亚肺叶切除术（包括肺段切除术）对早期非小细胞肺癌的疗效及优点也逐步显现。其手术创伤小，恢复快，可以保留更多的肺功能，尤其对心肺功能受损的特殊群体有明显的优势。而亚肺叶切除术的术前评估内容包括肺结节定位、靶段血管、支气管辨认等，这些光凭普通的肺部 CT，通过人眼和自身的想象力是很难完成的，也容易出错。

　　随着人工智能技术的发展，肺部 CT 的三维重建技术趋于成熟，其比传统的二维影像更加直观和精确，在术前可切除性评估和手术方案制定等方面发挥了重要的作用。三维重建技术借助计算机视觉技术，对影像数据进行处理和分析计算，对肺组织、肺结节、肺内血管和支气管等结构的形态和空间分布等进行描述和解释，实现直观准确的立体化呈现，为术前精准诊断和个体化手术方案提供了重要的参考。有了三维重建技术，医生在做手术时就不再是"摸着石头过河"，而是提前了解了血管、支气管的解剖位置和走行，实现精准定位和精准手术，在保证肿瘤切缘安全的同时最大限度地保留肺功能，既提高了手术的安全性，又保证了手术的治疗效果。

2.2.6　为什么在术前需要做CT引导下的定位？

一旦考虑肺结节有肺癌的可能性，手术切除就是唯一的治疗方法。然而，对于有的患者，医生会直接安排手术；而对有的患者，医生却建议先在 CT 引导下对肺结节进行定位后再做手术。患者不禁会有疑问："为什么我要做术前 CT 引导下的定位，其他患者却不需要？什么是 CT 引导下的定位呢？"

若肺部结节被发现得早，病灶一般较小、密度低，且多为磨玻璃结节。研究发现，78% 以上的肺部磨玻璃结节直径小于2 厘米，并且往往是早期肺癌且不伴有淋巴结的转移。表现为磨玻璃结节的肺癌患者，5 年生存率高达 95% 以上，行肺段切除或楔形切除的生存率与行肺叶切除的生存率差异无统计学意义。因此，对于病灶较小的肺部磨玻璃结节，往往进行肺楔形切除或肺段切除，特别是对于位于肺组织周围的"优势部位"的病灶。手术切除的基本原则是在保证将病灶切除干净的基础上，尽量少切除和多保留正常肺，以保证术后的肺功能和生活质量。

手术中结节的定位主要靠解剖位置的估计和手指的探查感觉。由于结节小、密度低，手指很难触及，故较难准确定位。解剖定位也可能由于肺坍陷后结节位置变化而产生误差，从而导致切缘肿瘤残留、过多的正常肺组织被切除以及手术时间增加。术前定位就是为了帮助手术医生在手术过程中顺利确定病灶位置，从而精准地切除病灶，保留足够的切缘以及更多的正常肺组织。另外，术前 CT 还可以帮助确认肺部磨玻璃结节是否消失或有变化。在极少数情况下，肺部磨玻璃结节为感染性病变，在 CT 扫描下结节可能会变小、密度变低甚至完全消失。在这种情况下，经术前 CT 扫描，手术可以被及时叫停，避免切口打开后而又寻找不到病灶。

目前，最常采用的是 CT 引导下的定位针穿刺定位。在 CT

室内，患者以一定的体位躺在 CT 机上，医生通过操作 CT 机找到肺结节，确定穿刺点，在注射局麻药后从皮肤上将定位针逐渐穿刺进入胸腔和肺部，尽量靠近需要定位的结节。当再次行 CT 扫描确定定位针位置合适后，释放定位针并在外部固定。有了定位针的指引，手术中主刀医生可以迅速确定结节的大致位置，从而进行更加精准的手术切除。

因此，术前对肺部磨玻璃结节进行 CT 引导下定位可以确定病灶是否有变化，有利于精准切除病灶，尽可能多地保留正常肺组织。当然，作为一种有创操作，术前定位有可能导致患者出现气胸、血胸、咯血等并发症，在定位后需要密切观察患者的生命体征和症状，尽早送手术室进行手术。

2.2.7 为什么肺部手术要全身麻醉?

手术需要麻醉，这是一个基本常识。中国古代有神医华佗，他的"麻沸散"可以让关二爷刮骨疗伤时还谈笑风生，这就是其中的麻药在起作用。因为手术都会带来身体上的创伤，麻醉的作用就是在手术过程中，使用一些麻醉药物使患者整体或局部暂时失去感觉，以达到无痛地进行手术治疗的目的。

根据麻醉范围的不同，麻醉方式可以分为全身麻醉、局部麻醉；常用的局部麻醉方法又包括椎管内麻醉（阻滞）、神经阻滞、区域阻滞、局部浸润麻醉和表面麻醉等。

不同的手术需要不同的麻醉方式，比如体表手术一般采取局部浸润麻醉，妇产科手术一般采取椎管内麻醉，四肢的骨科手术一般采用神经阻滞等。那么，肺结节患者要做手术，选择什么麻醉方式最合适呢？这就要说到全身麻醉和局部麻醉的区别了。

局部麻醉的效果局限在身体的"局部"，患者的意识是清醒的，麻醉区域感觉不到痛觉和温度觉，但是，触觉、压力觉等仍然存在。而在全身麻醉中，患者意识消失，全身肌肉松弛，体验不到疼痛，术中需要行气管插管，呼吸机辅助呼吸。简单来说，全身麻醉就好像把人体中枢神经的司令部给控制了，全身都被麻醉了，同时意识都丧失了。肺部手术由于不仅需要打开胸腔，打破胸腔原有的负压环境，而且术中出血风险相对较大，所以对患者的呼吸力学、血流动力学等有较大影响，是目前全身麻醉的绝对适应证，也就是说肺部手术需要全身麻醉。在手术过程中，患者全程睡觉，没有痛苦，麻醉师可以通过麻醉机、各种药物控制患者的心脏、肺脏功能，充分保障手术安全。等手术结束后，麻醉师停止用药，随着药物代谢，药效减退，患者就会从麻醉中慢慢苏醒过来。

一般的肺部手术需要 1～2 小时，假设能够进行局部麻醉，患者在清醒状态下感受手术对肺部的牵拉、刺激，以及手术室各种仪器设备的各种声音长达 1～2 个小时，万一术中有出血，还能感受到整个手术室紧张的氛围，想想就觉得恐怖。因此，目前的肺部手术都在全身麻醉下才能安全进行。

2.2.8　为什么手术医生在术中就能知道病理结果？

现代医疗剧中经常出现这样的画面——手术医生走出手术室，将患者的病理检查结果告诉患者家属。那么，手术医生是否在术中就能知道患者的病理检查结果呢？要回答这个问题，就要先介绍一个概念——术中冰冻病理检测。

术中冰冻病理检测，就是先由手术医生将病灶组织切下，转送至病理科，病理科医生将组织放入一些试剂中，并放在 -22℃或更低的冰冻仪器中"冻"起来。在组织冷冻变硬后，病理科医生就会用锋利的刀片制作出微米量级的冰冻组织切片。病理科医生再将制作好的病理切片置于显微镜下，观察组织的微观结构。不论是正常组织、良性组织还是各种癌症组织，在显微镜下都有它们各自的特点。资深老练的病理科医生根据每一张冰冻切片中组织的"长相"，就可以说出这种组织的病理"名字"，并再以最快速度传达至手术医生。手术医生再根据这份病理结果判断手术是就此结束，还是需要进一步行扩大切除手术。

因此，手术医生在术中知道病理结果并不是因为手术医生的手特别神，一摸就知道是不是癌，而是需要手术室与病理科精准、高效的合作运转。因此，虽然病理科医生不像外科手术医生那样经常在患者面前露面，但他们在每一个手术患者的诊断中发挥了至关重要的作用。

另外，术中冰冻病理是不是就是万能的呢？答案是否定的。由于术中冰冻取材、细胞状态和特定组织（比如骨等）在术中快速冰冻病理存在一定的局限性，所以相比术后的常规病理报告，术中冰冻病理更多的是为手术医生提供尽可能高准确度的参考。准确度最高、最有总结意义的还是我们大家都知道的术后常规病理报告。

2.2.9　为什么术后还要抽血化验？

在肺结节手术结束后，患者往往还需要进行血液常规、血液生化、血液肿瘤标志物等检测。许多患者可能会产生疑问：

"手术都做完了，还要做这么多血液检查，有意义吗？"答案是肯定的。

要解除这些疑虑，首先要明白这些检查到底包括哪些内容。

血液常规，就是人们常说的"血常规"，包括红细胞计数、白细胞计数、血红蛋白、白细胞分类计数、血小板计数等，通常可以分成红细胞系统、白细胞系统和血小板系统。血液常规通过观察血细胞的数量变化及形态分布，来判断血液情况及疾病情况。

血液生化，在有些地方也称作"肝肾脂糖电解质测定"，人们常称其为"血生化"，包括肝功能测定、肾功能测定、血脂测定、血糖测定和电解质测定。血液生化通过检查与肝脏、肾脏新陈代谢相关的一些物质在血液中的含量，判断人体肝肾功能情况；通过血脂、血糖监测，可以判断人体是否处于高血脂、高血糖的状态；而电解质通俗来说包括了血液中的常见离子，通常包括钾离子、钠离子、氯离子、血镁、血钙、血磷等。总的来说，血液生化就是通过检测血液中存在的各种物质分子，来判断人体各项生理功能是否正常。

血液肿瘤标志物，人们常称其为"血肿标"。常规的肿瘤标志物检测包括癌胚抗原（CEA）、甲胎蛋白（AFP）、前列腺特异抗原（PSA）、绒毛膜促性腺激素（HCG）等。肿瘤标志物检测通过检测肿瘤细胞新陈代谢或死亡而释放入血液的物质，来协助肿瘤诊断。其中，与肺癌的早期诊断最为相关的是癌胚抗原（CEA）。

那么，在术后进行这些检查有什么意义呢？要知道，一台完整的手术，除术中切除等操作外，还包括麻醉等。手术中或多或少地会有出血，术后也存在身体"自我保护"性的炎症反应，这些反应在血液检查中都有所体现。如果红细胞计数正常、白细胞计数正常或轻度升高，说明这场手术对身体的负荷，身体完全可以承担，没有造成太大的影响。若白细胞计数明显升高，就要考虑是否身体的某部分存在感染，如果伴随发热，就更要引起重视。随着现代医学的进展，虽然麻醉药物对肝肾心的负担已经明显变小，但是这种负担仍然是不能忽视的，而通过术后血液生化检查，就可以初步判断这些药物的使用是否损害了人体的肝肾功能。有关肿瘤标志物的内容在前面已有阐述。术后几个月的肿瘤标志物检测可以提示本次手术成功与否，也可以指导后续的相关治疗。

手术不是早期肺癌唯一的治疗手段，许多患者在术后可能还要接受辅助治疗，那么术后的血液检查就可以为后续辅助治疗提供参考。有些药物可能会引起白细胞计数减低，那么如果使用这种药，就要关注患者的白细胞计数变化。有些药物可能会对肝或肾造成较大的负担，那么在用药前就要仔细检查患者的肝肾功能，避免肝衰竭或肾衰竭这样的不好结局等。

综上所述，人体是一个有机整体，许多脏器的生理情况或疾病的进展情况可以从血液检查中看出端倪。因此，术后的血液检查不仅仅是对治疗成功与否的验证，也能为后续的辅助治疗提供重要参考。

2.2.10　为什么出院前还要拍胸片？

在做胸片检查时，受检者一般取站立位，在屏气后进行照射投影。通过胸片检查，可以观察胸廓（包括肋骨、胸椎等）、心脏、纵隔和肺等组织器官的情况。普胸外科术后，患者在出院前和术后 1 个月复查时都会被要求拍摄胸片。那么，拍摄胸片的意义是什么呢？

普胸外科手术，如肺楔形切除术、肺段切除术、肺叶切除术或纵隔手术，由于切除了部分组织，所以不可避免地有少量出血。手术医生往往会在确认胸腔内没有活动性出血后再关胸结束手术。但在患者的肺恢复活动之后，这种活动有可能使切口处出现渗血，但这种渗血往往是少量的、可控的，人体自身可以快速止血。另外，在胸腔镜手术过程中，由于胸腔是与外界相通的，所以胸腔内肯定会进入一些空气。医生往往会在患者吸气到最深时，即肺扩张到最大、胸腔内气体最少时关胸，但仍不可避免地会有少许空气残留，而这种胸腔内的空气往往可以被人体自行吸收。

为了验证上述这些变化，同时为了保证如果出现异常可以做到早期发现，会在术后拍摄胸片，在胸片上观察患者肺部扩张情况、患者胸腔积液和积气情况。如果是人体完全能代偿的少量胸腔积液和积气，可以叮嘱患者照常活动。如果胸腔积液和积气较为严重，就需要采取置入胸腔引流管等手段协助患者排出胸腔积液和积气。因此，术后胸片检查是一种必要的验证性、保护性检查。患者在看到胸片报告时，可能会看到一系列看似异常、令人担忧的词组，比如"肋膈角变钝""条索状改变""胸腔积液积气"等。其实在胸腔镜手术之后，许多变化是术后早期常见的改变，在术后前几个月内就会恢复正常，所以大可不必惊慌。患者在术后要做到的是，除配合治疗外，还要相信自己的身体，相信自己的医生，多下床、多咳嗽，保持乐观的心态，让身心尽快恢复。

2.3 术后随访

2.3.1 该怎么理解我的术后病理报告？

手术之后，患者最关心的肯定是手术的结果了，尤其是术后病理报告。

一般来说，肺结节手术患者一般会有两份病理报告：一份是术中冰冻病理报告，另一份是术后常规石蜡切片病理报告。这两份报告有什么区别呢？

术中冰冻病理报告是由病理科医生在手术过程中出具的，一般耗时 20～30 分钟，其检验目的通常是判断病灶的良恶性，为外科医生选择手术方式提供依据。术后常规石蜡切片病理报告则在手术数日后才能出具，其标本处理的方式更加复杂，但准确性更高，信息也更加详细、全面，一般认为是肺结节诊断的"金标准"。肺癌患者的精确病理分期也主要依据该报告。

类似于影像学或检验学的报告，其基本形式、内容是大致相似的。

通常，报告抬头会用比较大的字体标明报告类型，如冰冻病理或常规切片病理报告。然后，会在下方列出患者的基本信息，如姓名、年龄、性别、住院号等，并注明标本收到日期和报告出具日期。

再往下即进入报告主体。报告主体通常分为两个部分，即标本检验描述（即病理科医生看到些什么）和病理诊断（即病理科医生得出的结论是什么）。

标本检验描述部分又包括巨检和镜检描述两方面的内容。巨检内容是指肉眼所见情况，包括收到标本的名称（比如肺叶或淋巴结）、大小、剖面颜色、数量、位置，与切缘的准确距离。镜检内容则是指病理科医生在显微镜下的切片（将病灶标本切割成薄片后制作而成）上看到的情况，包括病灶区细胞形态、染色、分化情况、生长方式（浸润还是非浸润性生长），浸润深度，有无侵犯局部小血管或淋巴管，及淋巴结内有无肿瘤细胞等信息。

在病理诊断部分，病理科医生会给出最终诊断结论。最终诊断结论通常包括以下关键信息。

◆病灶来源（原发性病变还是转移性病变）。

◆病变性质（良性还是恶性）。

原发肿瘤（T）分期	区域淋巴结（N）分期	远处转移（M）分期
T_x 原发肿瘤大小无法测量；或痰脱落细胞、支气管冲洗液中找到癌细胞，但影像学检查和支气管镜检查未发现原发肿瘤	N_x 淋巴结转移情况无法判断	M_x 无法评估有无远处转移
T_0 没有原发肿瘤的证据	N_0 无区域淋巴结转移	M_0 无远处转移
T_{is} 原位癌		
T_{1a} 原发肿瘤最大径≤1厘米，局限于肺和脏层胸膜内，未累及主支气管；或局限于管壁的肿瘤，不论大小	N_1 同侧支气管或肺门淋巴结转移	M_{1a} 胸膜播散（恶性胸腔积液、心包积液或胸膜结节）
T_{1b} 原发肿瘤最大径>1厘米，≤2厘米，其他同T_{1a}		M_{1b} 单发转移灶原发肿瘤对侧肺叶出现卫星结节：有远处转移（肺/胸膜外）
T_{1c} 原发肿瘤最大径>2厘米，≤3厘米		M_{1c} 多发转移灶，其余同M_{1b}
T_{2a} 原发肿瘤最大径>3厘米，≤4厘米；或具有以下任一种情况：累及主支气管但未及隆突、累及脏层胸膜，伴有部分或全肺、肺炎、肺不张	N_2 同侧纵隔和（或）隆突下淋巴结转移	
T_{2b} 肿瘤最大径>4厘米，≤5厘米；其他同T_{2a}		
T_3 肿瘤最大径>5厘米，≤7厘米；或具有以下任一种情况：累及周围组织、胸壁、心包壁，原发肿瘤同一肺叶出现卫星结节	N_3 对侧纵隔和（或）对侧肺门，和（或）同侧或对侧前斜角肌或锁骨上区淋巴结转移	
T_4 肿瘤最大径>7厘米，或侵及脏器：心脏、食管、气管、纵隔、隆突或椎体；原发肿瘤同侧不同肺叶出现卫星结节		

	N_0	N_1	N_2	N_3
T_{1a}	IA_1	II B	IIIA	IIIB
T_{1b}	IA_2	II B	IIIA	IIIB
T_{1c}	IA_3	II B	IIIA	IIIB
T_{2a}	IB	II B	IIIA	IIIB
T_{2b}	II A	II B	IIIA	IIIB
T_3	II B	IIIA	IIIV	IIIC
T_4	IIIA	IIIA	IIIB	IIIC
M_{1a}	IVA	IVA	IVA	IVA
M_{1b}	IVA	IVA	IVA	IVA
M_{1c}	IVB	IVB	IVB	IVB

第8版肺癌TNM分期
（2017年1月1日起执行）

第 8 版肺癌 TNM 分期

◆恶性病变的类型（不典型腺瘤样增生、原位腺癌、微浸润腺癌、浸润性腺癌等）。

◆肿瘤细胞的成分及分化程度。

◆淋巴结有无转移。

如果对标本做了免疫组化染色（通常在仅依据细胞形态判断病变来源、性质较为困难时进行），报告中会列出染色标记分子的名称（如 TTF-1、CD56、p63 等）、染色结果（阴性还是阳性）及阳性比例等信息。

此外，随着靶向治疗在非小细胞肺癌（尤其是腺癌）中的逐步推广，靶向药物的靶点基因（如 EGFR、KRAS、ALK 等基因）突变情况也逐渐被纳入术后常规病理检验中。不少单位也会将这些靶点基因的突变检测结果附在病理报告中，方便患者查阅。

在报告末尾，通常会列出进行标本病理检验的医生姓名或签名、签章，及核发日期。

需要指出的是，病理报告需要由专业的医生进行解读。患者或家属如果没有相关的医学背景，很容易混淆概念而对自身疾病产生误解。

根据完整的术后病理报告，以及术前或术后的其他各种检验报告，医生会给出肺癌患者的肿瘤病理分期，也就是大家最为关心的肿瘤处于第几期的问题。目前，肺癌的分期标准已经更新至第 8 版。

2.3.2　为什么要做基因检测？

随着现代医学的发展，肺癌系列致癌驱动基因相继确定。我国及国外多项研究表明，使用敏感的靶向药物可以大大改善携带相应驱动基因的肺癌患者的预后，延长其生存期。因此，肺癌的诊断也从我们大家所熟知的"腺癌""鳞癌"等病理学诊断进一步细分为基于驱动基因的分子亚型。其中，比较常见的有 EGFR、ALK、ROS1 等。

许多患者会在术后进行肺癌 8 基因、肺癌 14 基因等肺癌多基因检测，也就是现在大家所说的"基因检测"，那么这种基因检测有意义吗？检测出"阳性基因"是好事还是坏事呢？

打个比方，一些突变的基因就像锁住高效治疗肿瘤大门的锁，相应的靶向药物是打开锁的钥匙。打开了这把锁，相应的肿瘤治疗的效率就可能大大提高。值得注意的是，这把锁可以对应许多钥匙：有些钥匙与锁的匹配十分好，轻轻一转钥匙就能打开这把锁；有些钥匙与锁的匹配不那么好，但使劲转转还是能把锁打开。如果发现了这些突变基因，对患者来说是一种好事，说明这肿瘤有药可用，而且是有好药可用。多项国际临床研究显示，与传统的化疗方案相比，敏感的靶向药物可以明显延长患者的生存期，同时提高患者辅助治疗时的生存质量。

另一些突变基因，就像肺癌辅助治疗时的警示牌，提示某些辅助治疗效果不佳，告知医生此路不通，需要另寻他路。

基因检测在现代医学的肿瘤治疗中逐渐变得重要，是个体化、精准化肿瘤治疗的重要基础和临床依据。相比于传统的血液检查等，基因检测属于高新技术在临床医学中的应用，往往价格较高，且往往不纳入医保范围，这也是基因检测在经济学方面的短板。随着科技的不断进步和技术的不断普及，相信基因检测的价格在将来也会不断降低，进一步减轻患者的经济负担。

2.3.3 肺结节切除以后还需要复查吗？

在肺结节切除后，患者仍然需要按时复查。根据患者病灶病理结果的不同，后续复查的内容和相对应的意义也不一样。按照手术切除的最终病理结果，肺结节可以分为良性结节和恶性结节两种。

若病理提示为良性结节，则在术后 1 个月左右首次复查时复查胸片。术后胸片的意义主要是观察患者肺部扩张情况、胸腔积液和积气情况，以达到"有异常早发现，无异常早放心"。因此，胸片是一种必要的验证性、保护性检查（详见"第2部分 诊断"中"2.2.10为什么出院前还要拍胸片？"）。良性结节患者一般在术后1个月复查胸片或胸部CT平扫，后续可每年常规行胸部CT平扫或按需行胸部高分辨率CT。

若病理提示为恶性结节，则肺结节切除手术后的复查更加关键。虽然早期肺癌的转移可能性相对较小，但仍然有发生早期转移的可能。我们不能在术后默认癌症就此治愈。恶性肺部结节术后复查的主要目的有：确认术后相关组织和器官生理功能正常、胸腔内无异常；恶性肿瘤组织已被完整切除；癌症没有转移至人体其他部位；术后辅助治疗时，人体各脏器能够耐受药物负荷等。对于恶性肿瘤患者，一般于术后1年内，每3个月复查一次；第2～5年，每半年复查一次；第5年之后，每年复查一次。

因此，不论肺结节的病理结果如何，术后复查都是必要的。术后定期复查是早期发现异常、术后判断疾病进程、决定后续治疗方案的重要手段。患者要做到遵照医嘱，定期复查。医生与患者之间的理解和配合是高效诊治癌症的重要基础之一。

2.3.4 为什么手术后复查CT时发现肺结节比之前更多了?

肺结节患者术后一般需要定期复查,观察手术部位以及肺部其他部位的恢复情况。但是,很多患者在拿到肺部 CT 报告后会心头一紧:怎么又有结节了?难道这么快就复发了?为什么做了手术之后,肺结节反而比之前更多了?

在前面的章节中,我们已经介绍了肺结节的相关科普知识。肺结节是一个很宽泛的概念,很多肺部 CT 报告中所提及的肺结节属于良性结节,比如纤维增殖灶、钙化灶、肺内淋巴结等,并不需要特殊处理。那么,术后出现的结节是怎么回事呢?其实,在手术过程中,受术中单肺通气、主刀医生夹持和翻动肺组织等影响,肺组织难免会受到一些损伤,术后往往会伴随轻度的肺部炎症。若在炎症尚未完全吸收时复查肺部 CT,就会发现肺里的许多新问题,比如新发的结节等。不明就里的患者看到这样的报告结果,心里自然就发怵,担心复发、转移的问题。需要注意的是,肺部组织就跟皮肤一样,在经历手术后的损伤或炎症可能会留下一些瘢痕,形成肺部的纤维增殖灶,并且与皮肤瘢痕一样会长久存在。此外,很多患者在肺部 CT 报告描述中会看到"金属影"等,于是可能会怀疑是不是主刀医生落了什么东西在胸腔里。其实，肺部手术过程需要用到一些专门的手术器械和材料，比如切割闭合器的钉仓、钛夹等，用于处理肺组织、血管和气管等。这些物体一般是钛合金，具有较好的组织相容性，会长久留在体内，于是形成肺部 CT 报告中所描述的"金属影"。

胸外科术后短期内的常规复查一般以胸片为主，而不拍肺部 CT。因为此时复查主要是看术侧胸腔的恢复情况，比如肺部有没有完全复张、有没有胸腔积液等，通过简单的胸片就能看清楚。术后第一次复查肺部 CT 一般在术后 3～4 个月，此时由手术造成的炎症通常已经完全吸收，不再有"假象"干扰，医生能够更仔细地观察术后的肺部情况。

2.3.5　为什么手术后肿瘤指标反而升高了？

肺癌患者在术后需要定期复查，其中一个重要的检查就是肿瘤标志物的血检。前面我们专门介绍了肿瘤标志物的相关概念，也提到了肿瘤标志物是术后用于检测肿瘤复发、转移的重要指标。但是，许多患者会发现，第一次复查肿瘤标志物的结果往往偏高，这是为什么呢？

其实，这与肿瘤标志物的原理有关。前面讲到过，肿瘤标志物是存在于恶性肿瘤细胞，或由恶性肿瘤细胞异常产生的，或宿主对肿瘤的刺激反应而产生的特征性物质。其存在于肿瘤患者的组织、体液和排泄物中，能够用免疫学、生物学及化学的方法检测到。肿瘤标志物可用于肿瘤的早期诊断、预测预后、疗效评价等。肿瘤标志物的异常升高可提示肿瘤的发生；但是需要注意的是，非肿瘤性疾病也可发生肿瘤标志物的异常升高。这其中的非肿瘤性疾病原因，包括炎症、抽烟以及饮用中医汤药等特殊食材。肿瘤标志物主要包括癌胚抗原（CEA）、甲胎蛋白、铁蛋白、糖类抗原125（CA125）、糖类抗原199（CA199）等。

在术后 3 个月左右复查时，绝大多数患者的 CA125 会有不同程度的升高，一般在 100 国际单位 / 毫升（U/mL）以下。CA125 是一种来自于体腔上皮细胞并可表达于正常组织的糖蛋白，常见于眼部、生殖道及呼吸道。在接受肺部手术后，由于胸膜腔受到外因刺激而导致大量胸水分泌，在一定程度上提高了 CA125 的分泌水平。在伴有胸腔积液的手术患者，CA125 指标上升会更加明显。

另一个常见的异常升高的指标是铁蛋白。铁蛋白是一种广泛存在于肝、脾、肾和骨髓内的储铁蛋白，在有肝癌、肺癌、胰癌、白血病等疾病时，癌细胞合成的铁蛋白增加，使血清铁蛋白水平升高。但是，在发生炎症、慢性肾病、创伤或手术等情况时，铁蛋白水平也会异常升高。因此，术后铁蛋白升高其实是人体对手术创伤的正常生理反应。

癌胚抗原是一种广谱的肿瘤标志物。癌胚抗原升高常见于结肠癌、肝癌、肺癌、泌尿系肿瘤等。但是，在吸烟人群、妊娠期妇女，以及患有心血管疾病、糖尿病、肠道憩室炎、直肠息肉、结肠炎、胰腺炎、肝硬化、肝炎、肺炎等疾病的人群中，约 15% ～ 53% 的血清癌胚抗原水平也会升高。此外，某些特殊的食材也会引起癌胚抗原水平升高。比如，许多患者在术后会接受祖国传统医学的汤药调理，而其中一部分患者会发生癌胚抗原水平升高，在要求其停止服药 1 个月后再次复查，会发现癌胚抗原又恢复正常了。因此，可以判断可能是中医汤药中的某些成分导致了癌胚抗原的异常。

当然，肿瘤标志物的异常升高还是需要引起患者的高度警惕。以上这些情况只是为了说明并不是所有的指标异常都代表肿瘤的复发。最终，还是需要专业医生结合患者的具体情况和各项检查结果进行解读，然后才能做出准确的判断。

2.3.6 为什么出院后会逐渐出现干咳?

目前,肺部微创手术已经非常普及,大多数肺部手术能够通过微创的手术方式完成。

由于快速康复理念逐渐深入人心,手术创伤越来越小,患者术后痛苦也越来越轻,所以我们的工作重点也由降低术后并发症、减轻患者痛苦,逐渐过渡到如何提高患者生活质量。

作为一名胸外科医生,在患者出院后随访过程中,经常听到的一句话就是"我现在什么都挺好,就是老咳嗽"。的确,咳嗽这件事说大不大,说小不小。轻微咳嗽不用处理,过段时间就能自愈。严重的咳嗽,甚至有的患者说"我一说话就咳嗽",这对患者的生活质量有很大的影响。

在正常情况下,我们都会咳嗽,这是人体的一种保护机制,可以排出呼吸道的痰液、异物或者吸入的有害气体等,这对人体是有益的。肺部手术

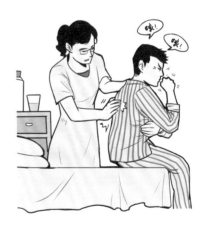

肺部术后患者刺激性干咳

术后的咳嗽常常表现为剧烈的刺激性咳嗽，有少量白痰或者无痰，一般患者不伴有发热或者胸闷不适，通常高发于中青年女性，且右肺手术比左肺手术更为常见，大多在术后 1 周左右出现，在 1 个月内最为严重。

究其原因，一般可以归结为以下几点。

（1）术后支气管残端刺激。在缝合支气管残端时，所使用的钛金属材质钉仓可使气管产生刺激反应而引起咳嗽。

（2）麻醉插管导致气管黏膜损伤。双腔气管插管由于管径较粗，需要插入主支气管，对气管黏膜造成损伤而引起咳嗽。

（3）手术造成的迷走神经传入纤维受损。

（4）术后气道高反应。

（5）术后余肺位置的改变导致气流紊乱。

（6）术后胸腔积液、肺不张、肺部感染等情况。

一般来说，随着支气管残端的炎症反应将钉仓包裹，支气管的瘢痕重塑成熟，胸腔积液吸收及肺部炎症吸收等，咳嗽症状会慢慢缓解或消失。这个过程往往需要 3～6 个月左右，有些患者甚至需要更长时间。如果感觉术后的咳嗽已经影响了正常生活，那么可以口服止咳药等缓解症状。当然，如果伴有咳黄痰、发烧等其他症状，可能需要及时到医院进一步检查。

第 3 部分 ————

治　疗

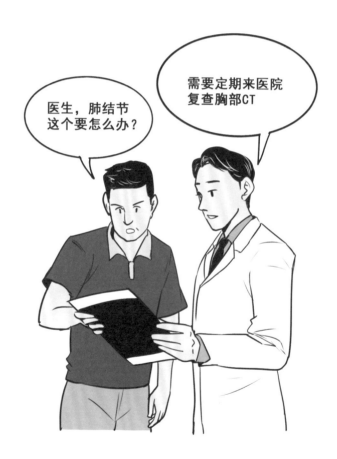

3.1　检查发现了肺结节怎么办?

通过体检等发现了肺结节，大多数人的第一反应是懵了，不知道自己为什么会得这个病，然后可能很多人会惊慌失措，怕自己的肺结节会发展为肺癌，有的人甚至焦虑、恐惧到暴瘦十几斤的地步。也有些人不以为然，等"小结节"长大变成"肿块"，可能已错过了最佳手术时机。

检查发现了肺结节，首先不要过于恐慌，因为它不一定是癌症；即使是癌症，也因为发现得早，多数仍是极早期的癌症，只要通过及时、恰当的治疗，完全可以治愈。因此，尽快到正规医院找胸外科专科医生就诊，接受专业医生的治疗建议才是硬道理。治疗建议常有以下三种。

（1）随访观察：肺结节定期随访非常重要。定期随访犹如警察盯嫌疑人，得经过长期的观察，最后确定对方的好坏。CT检查就是那个警察，而肺结节就是那个嫌疑人。判断的方法就是在一段时间内再次做CT检查（最好是高分辨率CT），并与之前的CT检查结果进行对比，判断结节大小、密度、位置等是否出现变化。良性结节在长期随访中一般不会出现变化，而恶性结节可以在短期内显著生长。具体随访间隔的时长应由胸外科专科医生根据病史及检查结果综合判断。对于肺癌高危结节，应该缩短随访时间间隔。肺结节如果在两年内未变大，可以考虑为良性或低度恶性结节；但对部分结节，如磨玻璃结节，应该增加随访年限。有些肺结节在首次被发现后，医生可能会建议患者口服抗生素后再复查，因为这部分肺结节可能是良性的肺炎或不典型肺炎，经过短期口服抗生素治疗后，肺结节会变小甚至消失。

（2）手术治疗：对于有手术指征的肺结节，胸外科专科医生会建议手术治疗。早发现、早诊断、早治疗是提高肺癌治愈率的关键。目前，早期手术是早期肺癌的首选治疗方法，并且微创治疗早期肺结节的效果非常好。早期的腺瘤样增生病变、原位癌及微浸润癌经微创治疗后的 5 年生存率可达到 100%。

（3）非手术性活检：针对恶性高危肺结节，同时手术风险较高或不能手术治疗的患者，医生会建议进行非手术性活检，如支气管镜活检、CT 引导下穿刺活检、电磁导航镜活检等，明确病理，以指导治疗。

总之，具体情况具体分析，接受专业医生的治疗建议才是硬道理。

3.2　手术治疗

3.2.1　对肺结节，可以做微创手术吗？

提到"手术"，很多患者会感到恐惧。确实，手术是一种有创性的医疗操作，对患者的身体和心理都会带来一定创伤。因此，尽可能地减少创伤一直是外科医生的追求。随着医疗水平的不断发展和进步，"微创"的概念逐渐受到人们的重视，并已深入外科手术的各种领域。

肺部手术经历了"大切口开胸→胸腔镜辅助小切口→胸腔镜下肺微创手术"的逐渐发展过程。传统开胸手术在大多数人印象里是高风险手术，痛苦和风险程度让人难以承受。其实，传统开胸手术的切口大，可以充分显露手术视野，医生可以在直接视野下切除肿瘤病灶以及清扫淋巴结，最大限度地保障根治手术的进行。但该方法术后很容易造成患者切口疼痛和肺功能下降。胸腔镜问世后，微创手术在胸外科的临床应用越来越成熟。胸腔镜被誉为 20 世纪胸外科界的重大突破之一，其应用了现代高清摄像技术和高科技手术器械装备。胸腔镜手术是指外科医生通过眼睛盯着电视屏幕观察胸腔内解剖结构，双手通过特殊的手术器械经胸壁微小切口完成胸腔内复杂手术。相比于传统开胸手术，微创手术最主要有以下两大优势。①术后疼痛明显减轻。胸外科术后的疼痛主要与肋骨撑开有关，因此不撑开肋骨的胸腔镜手术可以显著减轻患者术后的疼痛，减少术后镇痛药物的使用剂量，并缩短使用时间。②并发症更少，康复更快。其手术切口小，对患者身体损伤也相对较小。配合早期康复锻炼，患者术后心肺功能等各个方面恢复得更快，术后并发症相对传统开胸手术明显减少，住院时间亦明显缩短。

因此，肺结节手术首选微创手术。

一方面是切口上的微创。胸腔镜手术一般在胸壁上开1个1厘米切口置入胸腔镜，再开1～2个2～4厘米左右的小切口。根据切口数目多少，胸腔镜微创手术又可分为三孔法、两孔法和单孔法。目前，较常见的是三孔法和单孔法。在临床上，通常根据实际情况由主刀医生做出最合适的选择。

另一方面是肺组织切除的微创，保留更多的肺组织和肺功能。传统的肺癌切除应该是肺叶切除。而在大多数情况下，对肺结节可以进行亚肺叶切除，其治疗效果与传统肺叶切除一样。
亚肺叶切除主要根据患者年龄、结节位置、形态、恶性程度，
灵活采用肺楔形切除、肺段切除、肺叶切除等不同的术式，
要做到既能完整切除病灶，又要尽最大可能保留肺功能。目前，
胸腔镜微创手术切除肺结节的原则是基于术中冰冻病理。若
术中冰冻病理提示为良性，或为转移瘤，或为非典型性增生、
原位癌或微浸润癌，则可考虑亚肺叶切除。若术中提示是浸
润性腺癌，则需要考虑肺叶切除，再加上选择性或系统性的
淋巴结清扫。

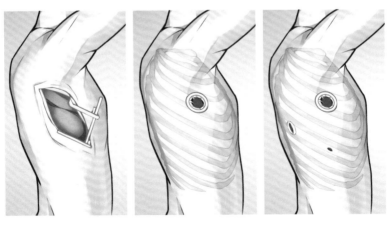

开放手术　　　　　　微创胸腔镜　　　　　　微创胸腔镜
　　　　　　　　　　（单孔手术）　　　　　　（三孔手术）

3.2.2　什么是肺楔形切除术、肺段切除术、肺叶切除术？

根据解剖结构和切除肺组织的多少，对肺结节的手术可以有肺楔形切除术、肺段切除术、肺叶切除术等。

（1）肺楔形切除术：也称肺局部切除术，是切除肺组织最少的方法。类似于切蛋糕，肺楔形切除只切除了肿瘤和肿瘤所在的一部分肺组织，保留了其余大部分肺组织。其方法简单，不需要解剖血管和支气管，但仅适用于部分周围型肺结节的切除或开胸肺活检术。

（2）肺段切除术：是基于肺段解剖结构的切除方法，肺组织切除的大小介于肺楔形切除术与肺叶切除术之间。根据病灶的位置不同，可将肺结节所在的单个肺段或多个肺段、肺亚段进行联合切除。该方法可以在切除肺结节组织的前提下充分保留正常肺组织，但对医生手术操作的要求较高。

（3）肺叶切除术：即切除肺结节所在的整个肺叶，是目前肺癌治疗的标准术式。当肺结节病灶占据一个以上肺叶时，也可用复合肺叶切除术。

（4）袖状肺叶切除术：当肿瘤侵袭局部主支气管或中间支气管时，为了保留足够的肺组织，避免将一侧的全肺切除，

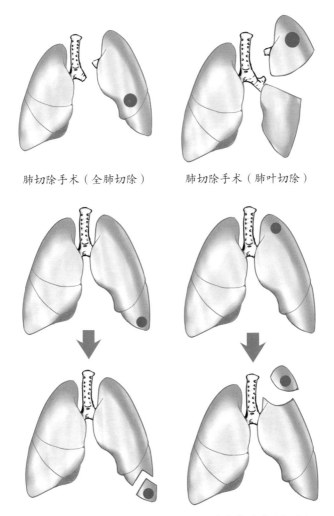

肺切除手术（全肺切除）　　肺切除手术（肺叶切除）

肺切除手术（肺楔形切除）　　肺切除手术（肺段切除）

可采用袖状肺叶切除术，类似于将衬衫袖子切掉一段，再把近端与远端重新缝合。该手术方法较为复杂，包含了气管、支气管和（或）肺血管的切断再吻合重建。

（5）全肺切除术：即切除包含肺结节的一侧肺。对患者术后恢复影响很大。

3.2.3 机器人手术是机器人主刀的吗？

在微创理念的引导下，胸腔镜技术快速发展，其以创伤小、切口隐蔽、术后恢复快等特点，在胸外科领域广泛应用。与传统胸腔镜手术相比，机器人辅助外科手术系统（俗称"机器人手术"）从某种意义上是对胸腔镜微创外科进一步的延伸和提高。比如达芬奇机器人系统由外科医生控制台、四条机械臂系统及高清成像系统三部分组成；控制台距离无菌区数米开外，主刀医生在操作台上调动双手双脚，发出移动、捏夹、拉扯、打结等动作指令，这些指令通过光纤数据线传递给机械臂，由机械臂完成一系列操作。机器人手术系统的问世，完全颠覆了主刀医生必须在手术台旁用手术器械对患者进行手术操作的传统，主刀医生可以"远离"患者，坐在控制台前，通过操控机械臂为患者做手术。因此，机器人手术仍然是外科医生操作机器人手术系统为患者主刀手术。

与胸腔镜手术相比，机器人手术的优势在于：能有效滤除人手的自然震颤，提高稳定性；拥有放大、高清、三维立体成像系统，可以实现精确的组织切割、止血、缝合等操作；有多关节机械臂、360°旋转的仿真手腕，灵活程度可比拟甚至超越外科医生的双手。在 3D 及高清视野下，手术机器人化身最精巧的"工匠"。这样，肺部细密的血管、气管，病变组织与正常组织间的千丝万缕关系，都能十分清晰地传递在主刀医生眼前，真实感极强，更符合外科手术直视操作的习惯。通过手术

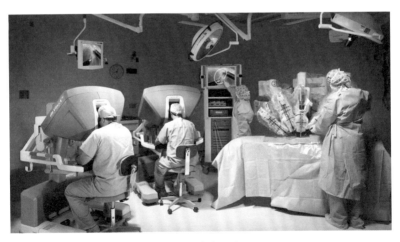

机器人手术照片

机器人，可以将肺组织重要的每一根气管以及血管分离裸化，更有助于完整地取下手术目标肺组织，节约每一寸正常的肺组织，保留大部分肺组织。在清扫淋巴结方面，手术机器人也有出色的表现，高度放大的 3D 手术视野几乎无任何死角，可以更加清晰地暴露肺门以及纵隔各区域的淋巴结，极大地降低淋巴结残留的发生率。同时，最大限度地避免对正常神经和血管的损伤。机械臂完全滤除人手震颤，能够显著提高手术操作的稳定性、精确性和安全性。对患者来说，机器人手术可以使手术更加精准，术中创伤及术后疼痛减轻，患者术后恢复更快。

相信随着手术技术的不断改进，精细手术器械的诞生及耗材成本的下降，机器人手术必将在肺结节外科治疗中占有越来越重要的地位。

3.2.4 多发肺结节可以一次手术切除吗？

多发肺结节在临床上比较常见。如果考虑都是良性结节，那么可以继续随访观察。如果只有其中某一个结节考虑是恶性的，那么将考虑恶性的结节切除就可以了。但如果考虑都是恶性的，那要怎么处理呢，是否可以一次手术切除？这是一个相对复杂的问题。对患者来说，当然是希望一次性解决所有的问题，既可以避免二次手术的痛苦，又可以降低剩余恶性结节进展的风险。

在临床工作中，医生也希望尽量一次性解决所有肺结节问题。在大多数情况下，通过努力可以达到目的，但是也并不是所有的结节都可以一次手术处理掉的，其中需要权衡多发结节的分布位置、大小、性质及患者的年龄、肺功能等情况，并遵循以下原则：在保证安全的前提下，尽量切除更多的结节、尽量达到根治的效果、尽可能保留更多的肺组织从而保护肺功能。对于单侧的多发肺结节，一般在安全的前提下，尽量一次手术处理。但对于双侧的多发肺结节，如果进行同期一次手术，那么手术风险会明显增加，只有在患者和家属要求同期一次手术的意愿强烈并充分知晓手术风险的前提下，才考虑同期进行双侧肺结节手术，但也并不是每位患者都适合同期进行双侧肺结节手术。

3.2.5　肺结节手术风险大吗？

对大多肺结节患者，可行微创胸腔镜手术。胸腔镜手术能为外科医生提供良好的手术视野，显现病变细微结构，加上外科医生精细的手术操作，胸腔镜微创手术可以减少手术的并发症，降低患者的死亡率。此外，随着医疗技术的进步，外科技术、麻醉技术和药物、护理水平都较以前明显提升，手术风险也较过去明显降低。经系统全面术前检查评估可以手术的患者，在经验丰富的胸外科医生手术团队中手术安全性非常高，罕见手术死亡，但因个体差异性，也可能出现出血、支气管胸膜瘘、血栓等并发症。

任何手术都有风险，只是风险大小不一。坦白说，肺结节切除手术的风险比常规的普通手术要大。但是在胸外科手术中，近几年由于微创技术和麻醉技术的进步，肺结节手术实际上安全性比较高、风险较小，所以大家不用担心肺结节手术的风险。

3.2.6　微创手术切掉肺结节需要住院几天？

胸腔镜下肺结节手术属于微创手术，住院后一般经历这样几个时间段：手术前检查和准备、手术、手术后恢复。

手术前：需要行常规血液检查，如血常规、肝肾功能、凝血常规等；需要行胸部 CT 检查、脑部 MRI 检查、心脏检查及肺功能检查等。完成这些检查一般需要 1～3 天。此外，还需要进行术前谈话，并完成风险知情同意书签字。

手术当天：一般空腹等候手术，手术一般需要 1～3 小时。

手术后：手术后第 1 天即可恢复饮食，在身体条件允许的情况下亦可下床活动。根据恢复情况酌情拔除引流管。如果恢复顺利，术后 2～3 天即可出院。

因此，从入院到出院整个过程大概需要 7～10 天，但是具体要根据每个医院的住院情况和患者手术后的恢复情况而定。

3.2.7　肺结节手术前需要注意哪些？

在临床上，很多准备手术的肺结节患者对于手术前自己到底需要做什么并不是很了解，有的甚至情绪非常紧张。因此，下面简要介绍术前的几个常见注意事项。

（1）做好心理准备：首先，要充分信任医生。对医生的信任是治疗的前提。其次，要保持良好的心态。良好的心态有助于身体恢复。

（2）完善术前检查：入院后，会有管床医生来询问病史并做体格检查，然后安排一些术前检查，患者及其家属应该与管床医生充分沟通，简明扼要地讲述自己的患病过程，详细说明既往手术史、其他疾病史以及正在服用药物的情况等，并将既往做过的检查报告告知管床医生。管床医生看过后会根据具体情况安排所需要的检查。术前一般需要检查血尿便常规、心电图、肺功能、心超、胸部 HRCT 或增强 CT、头颅磁共振、气管镜、骨扫描等，具体根据病情安排。

（3）加强呼吸锻炼并严格戒烟：术前肺功能的评估对于手术术式的选择很重要，而适当的呼吸锻炼可提高肺功能，如术前可常规进行深呼吸锻炼、爬楼梯锻炼及吹气球锻炼等，从而改善肺功能。此外，还需严格戒烟，一般要求戒烟 2 周后才可以进行手术。对很多吸烟患者而言，虽然戒烟很难，但是必须做到。因为不严格戒烟的患者，术后肺部并发症的发生率也较其他人高。

（4）学会咳嗽咳痰：很多患者术后不敢咳嗽，甚至不会咳嗽，一方面主要是因为术后疼痛，另一方面确实是因为不会咳嗽咳痰。如果痰不能有效咳出，那么痰积在肺里就容易引起感染，因此学会咳嗽咳痰至关重要。

（5）加强营养：对于术前营养，没有特殊要求，饮食均衡即可；对于术后营养，强调摄入高蛋白的食物，鸡、鸭、鱼、肉、蛋都可以吃，没有饮食禁忌。

（6）治疗合并的其他疾病：合并其他疾病（比如糖尿病、高血压、贫血等）的患者应该在其他疾病治疗结束或者控制平稳后再行手术。

（7）术前谈话及签署知情同意书：术前，主刀医生和管床医生会与患者及其家属充分沟通术前注意事项、手术方案、术中风险及术后康复指导。患者及其家属可在术前与手术医生团队充分沟通，消除疑虑，同时签署相关知情同意书。护理团队会进行术前宣教及指导，完成备皮、备血、抗菌药物皮试等。麻醉医生团队则会评估麻醉情况，请患者及其家属签署麻醉知情同意书。

（8）住院相关用物准备：患者及其家属需要准备住院相关用物，如便盆、尿壶（男）、脸盆、毛巾、拖鞋、弹力袜等，并补足住院费用。

3.2.8 肺结节手术后会有疼痛吗？

术后疼痛是最常见且令人恐慌的疼痛之一。对于某些患者来说，术后疼痛可能是他们所经历过的最严重的疼痛。术后疼痛主要是由手术部位的感觉器受到损害而引起的，也是临床最常见和最需要紧急处理的急性疼痛。随着更多镇痛药物的出现和更有效镇痛技术的应用，患者在就医过程中的急性疼痛、围术期疼痛、癌症疼痛等的治疗需求进一步得到了满足。此外，快速康复外科（ERAS）理念逐步被大家所接受，并逐渐普及。快速康复外科是指在围手术期实施各种已证实有效的方法，从而减少手术患者的应激和创伤，减少并发症，降低患者病死率，缩短住院时间，加快患者的康复速度。而疼痛管理是快速康复外科理念的重要一环。

对于肺结节，多数在全身麻醉下行胸腔镜微创手术，手术过程短，手术时间加麻醉时间一般为 1～3 小时，手术创伤比较小。手术过程中行气管插管全身麻醉，几乎没有疼痛。

手术结束后，患者所出现的不适反应主要是苏醒期躁动。对麻醉苏醒期躁动进行有效的控制，是确保围手术期安全平稳的重要手段。随着麻醉药物和麻醉技术的发展，麻醉医生会在手术结束前给予适当的药物，以预防苏醒期躁动的发生，帮助患者平稳度过麻醉苏醒期。

肺结节手术患者在麻醉苏醒并且情况稳定后，一般回到普通病房。患者在恢复期间或多或少会有一些疼痛。此外，为了术后恢复更好，医生会鼓励和要求患者早期咳嗽咳痰和尽早下床活动，这可能会伴随轻度的胸壁不适和精神压力。这些情况对普通患者一般是可以耐受的。医生会给术后患者应用多模式镇痛，以明显改善术后急性和慢性疼痛。多模式镇痛通过联合不同作用机制的镇痛药物和多种镇痛方法，作用于疼痛传导通路的不同靶点，发挥镇痛的相加或协同作用，减少外周和中枢敏感化，而获得最佳镇痛效果，同时降低单种镇痛药的剂量，减少不良反应。人们常说的镇痛泵就是控制疼痛的重要方法之一，当患者感觉疼痛时，按压启动键，通过由计算机控制的微量泵向体内注射设定剂量的药物。其优点是：在医生设置的范围内，患者可以自己按需调控注射镇痛药的时机和剂量，达到不同患者、不同时刻、不同疼痛强度下的镇痛要求，从而做到镇痛用药剂量个体化，并达到"按需镇痛"的效果。

因此，虽然手术会给人体留下一定的创伤，并且无论表面创口有多小，多会伴有不同程度的疼痛（这也与患者的耐受程度有一定关系），但患者不用过分担心手术后疼痛。随着医疗技术的进步，目前已经有非常多的镇痛手段，并且可以帮助患者实现快速康复。

3.2.9　为什么有些肺结节患者术后会经常说胸壁慢性疼痛？

目前，胸腔镜已经被成熟地应用到肺结节的手术中，它对患者的创伤很小，患者恢复也很快。然而，虽然胸腔镜手术创伤小，但患者在术后也并不是完全没有疼痛症状，具体因人而异，有些人术后甚至好几年仍有胸壁慢性疼痛的问题。对此，无论是患者还是医生都要正视，理性对待，综合分析。

根据国际疼痛学会的诊断标准，术后慢性疼痛指患者接受外科手术后 2 个月以上，手术切口已愈合而切口部位仍持续存在疼痛症状或再次出现疼痛症状。术后慢性疼痛可直接或间接影响患者术后的恢复，因为疼痛，可能导致患者无法做深呼吸或排痰困难。慢性疼痛还可能给患者带来心理困扰，如焦虑、抑郁等，降低患者的生活质量。

根据文献报道，胸腔镜微创手术后约 20% 的人出现术后胸壁疼痛，常表现为手术侧胸壁疼痛感、皮肤针刺感、麻木感，严重程度因人而异。究其原因，可能与手术过程中伴随的肋间、皮下神经等损伤有关。肋间神经和表皮末梢神经的大致走向是沿着肋骨方向，从后面的脊柱斜向身体的前下方走行。因此，在这些神经受损后，其远端所支配区域（即切口前下区域）的功能相应受到破坏，引起感觉异常和疼痛。皮肤针刺感、麻木感是因为表皮神经被切断而引起的异样感觉，这些感觉对某些患者而言可能会存在数月甚至数年。受损神经的修复需要一定的时间，待神经完全恢复后，症状方会逐渐缓解。

那么，术后出现胸壁慢性疼痛该怎么办呢？

首先，患者要正常认识术后慢性疼痛的原因，保持良好积极的心态，坚信术后疼痛会逐渐恢复。其次，尽可能做力所能及的事情，转移对疼痛的注意力，将注意力集中到康复、生活和工作中；如果疼痛仍然不能缓解，可以适当口服止痛药物，或及时就医，寻求医生的帮助。

3.2.10 恶性肺结节如果不能手术，还有哪些治疗方法？

对于恶性肺结节，微创手术是首选的，也是最可靠的方法之一。但是如果患者身体无法耐受手术，比如高龄、伴有较严重的心脏病、肺功能差或有其他复杂的内科疾病，经外科医生评估后无法耐受手术风险，或者患者拒绝手术，那么还有其他治疗方法吗？有。最常见的方法有以下几种。

（1）立体定向放射治疗：通俗地说，就是通过多个角度（可不在一个平面上）将 X 射线瞄准小病灶进行集中照射，好比有多把激光枪从不同角度聚焦在一个小物体上进行轰击，在精确定位的基础上，可以给予肿瘤病灶以消融毁损级的高放射剂量，同时对周边正常组织的放射剂量要达到快速衰减，从而实现更好的保护。更形象地说，如果把病灶中心比作靶心，那么病灶的边缘恰好在 10 环，放射剂量由 10 环向外递减。10 环以内接受的是 100% 的剂量，8 环及以外的地方可能就已经只剩 60% 以下的剂量了，而 10 环与 8 环之间的距离只

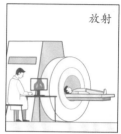
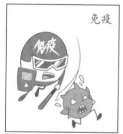
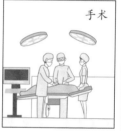
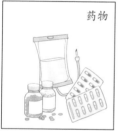

多学科治疗

有短短的 6～7 毫米。可以想象得到，X 射线就像一把锋利的刀把肿瘤剜除，"快、准、狠"，仅仅牺牲非常有限的肺组织，所以立体定向放疗又被俗称为"X 刀"。

（2）局部消融：比如射频消融、微波消融、冷冻消融（氩氦刀）。这些方法主要通过高温或超低温来杀死肿瘤组织，一般在病理明确肺癌诊断后才可进行。其在 CT 引导下定位，准确置入传递能量的治疗针，并在到达病灶指定位置后消融释放

能量。

（3）化疗、免疫治疗、靶向治疗等：恶性肺结节在被明确诊断为肺癌后，如不能手术，还可以根据具体情况接受化疗、免疫治疗或靶向治疗（这些治疗方法在后文中会介绍）。但每个患者适宜的治疗方案需要由以胸外科医生为主的多学科团队根据具体情况制定。

3.3　化学治疗

3.3.1　什么是化疗?化疗有什么作用?

提到化疗，很多人脑海里可能马上浮现出这样一幅画面——苍白的痛苦不堪的面容、骨瘦如柴的身躯、顶着假发的光溜溜的脑袋，还有那呕吐到吐不出任何东西的无奈……其实这些形象只是特殊又极端的例子。随着医学技术的进步和药物的改善，大多数患者能耐受化疗过程。

化疗是化学治疗的简称，通过使用化学药物干扰肿瘤细胞的分裂和复制，从而杀灭肿瘤细胞或抑制肿瘤细胞生长而达到治疗目的。广义地说，凡是使用化学药物来治疗疾病的都能称作化疗。但是说到化疗，通常指采用化学药物治疗癌症。化疗是一种全身治疗的手段，通过口服或静脉给药等方式，化疗药物随着血液循环到达全身的绝大部分器官和组织，阻止肿瘤细胞的增殖、浸润、转移，直至最终杀灭肿瘤细胞。因此，对一些有全身播撒倾向的肿瘤以及已经发生转移的中晚期肿瘤，化疗是主要的治疗手段。

3.3.2　恶性肺结节术后都需要化疗吗？

手术是早期肺癌的首选治疗方法。若肿瘤被切除，并且术后病理明确没有淋巴结转移，那么基本上不需要化疗。但有肿瘤转移高危因素的患者需要进一步化疗，这需要由专业的胸外科和肿瘤科医生评估后确认。因为肺癌是一种全身性疾病，手术切除的只是看得见的肿瘤，还有看不见的微小肿瘤以及淋巴血液中残存的肿瘤细胞，这些都无法通过手术切除，但这些为术后的复发埋下了隐患，因此为了防止手术后的复发，需要术后化疗。因此，除早期肺癌患者、对化疗不敏感的患者以及身体条件无法耐受的患者外，现有的治疗指南建议对其他中晚期肺癌患者手术后进行化疗，以降低癌症的复发率和转移率。化疗一般需要 4～6 个疗程，每两个疗程之间间隔 21 天。

3.3.3　化疗药物有哪些不良反应？如何处理不良反应？

化疗药物最常见的不良反应有：骨髓受损，可能导致白细胞降低、血小板减少、贫血等骨髓抑制的表现；消化道上皮受损，可能导致恶心、呕吐等胃肠道反应；毛囊受损，可能导致脱发等；重要脏器损害，包括肝脏功能异常、心脏毒性（心力衰竭和心律失常）、肾脏毒性（少尿、无尿或血尿）、神经毒性（常见的有手麻、脚麻和肌肉疼痛）等。因为肿瘤细胞与正常细胞一样也有 DNA 和 RNA，所以目前所开发的抗肿瘤药物的核心最终就是直接破坏肿瘤细胞 DNA，或阻止其 DNA 和 RNA 的复制，使肿瘤细胞死亡。此外，肿瘤细胞最重要的一个特点就是增长迅速，而人体细胞更新换代速度最快的是骨髓细胞、胃肠道黏膜细胞、头发等。因此，在杀灭肿瘤细胞的同时，以上这些细胞最容易受到损害，从而引起白细胞、红细胞、血小板减少，呕吐，脱发等，所表现的不良反应也最明显和最严重。

现在的抗肿瘤治疗有效率在不断上升，不良反应的发生率也较前有大幅下降。这是因为：①化疗药物的研制较先前有了很大突破，如靶向治疗药物主要作用于肿瘤靶器官，而对其他器官的损害减小了。②总结之前的治疗经验，化疗药物经过适当预处理，许多预防或减轻化疗毒性的药物被研制出，也能减少患者的不良反应，如在化疗前预防呕吐、预防过敏、预防白细胞减少都收到了较好的成效。

　　不可否认的是，患者存在个体差异，极少数患者的反应特别大，即使做了适当的预防，也仍然不能耐受化疗。但有时为了治疗效果，又不得不耐受副作用，如果出现难以耐受的副作用，建议可以寻求医生的帮助。

3.4 放射治疗

3.4.1 什么是肿瘤放疗？

放疗，是放射治疗的简称，是一种肿瘤治疗手段，其使用高能 X 射线或其他类型的辐射引起电离作用，使构成细胞的物质变性，从而杀死肿瘤细胞或阻止肿瘤细胞生长。放疗的方式有外部放射疗法和内部放射疗法两种：①外部放射疗法是利用体外的机器将辐射发送至肿瘤部位；②内部放射疗法是将一种放射性物质密封在针、粒子或导管等内，直接放置到肿瘤内部或肿瘤的附近。

3.4.2 放疗可对肿瘤细胞产生哪些作用？

放疗通过应用高剂量射线杀死或减缓肿瘤细胞的生长，可用于治疗肿瘤和减轻症状。①治疗肿瘤：射线可用于治疗肿瘤，防止肿瘤复发，停止或减缓肿瘤细胞的生长。②减轻症状：当癌症不能治愈时，可以用射线治疗肿瘤引起的疼痛和其他症状。放疗还可预防肿瘤生长可能导致的其他问题，如失明或肠功能失调、膀胱功能失调等。

3.4.3　放疗需要多长时间才能发挥功效？

放疗不会立即杀死肿瘤细胞，在治疗数天或数周后，肿瘤细胞才开始死亡。放疗结束后数周或数月，肿瘤细胞不断死亡。

3.4.4　放疗会对健康细胞产生哪些影响？

射线不仅可以杀死肿瘤细胞或减缓肿瘤细胞的生长，而且会影响附近的健康细胞。但在治疗结束后，健康细胞大多能够恢复。然而，放疗有时可能会产生严重的副作用或者导致机体状态变差。其他不良反应可能在放疗结束后数月或数年内出现，称为迟发效应。

放疗期间，医生会采取下列途径保护健康细胞。

（1）尽可能使用低放射剂量。放射剂量既要保证足以杀死肿瘤细胞，又要尽可能减少对健康细胞的损伤。

（2）把放疗分散在一段时间内完成，可以每天放疗 1 次，也可以用较小的剂量每天放疗 2 次，总共持续几周时间。分散时间治疗使正常细胞得以恢复，而肿瘤细胞却被射线杀死。

（3）精准聚焦靶病灶。某些类型的放疗可以利用计算机向肿瘤内的特定区域投射精确的辐射剂量，因此允许医生采用高剂量射线靶向治疗肿瘤病灶，并可减少对附近健康组织的辐射。

3.4.5　放疗时，人是否会感到疼痛？

不会。在进行放疗时，不会造成伤害。但是放疗所产生的副作用可能会使人感觉疼痛和不适。

3.4.6　放疗是否可联合其他方法进行抗肿瘤治疗？

可以。放疗通常与其他抗肿瘤治疗方法同时使用。例如：

放疗与手术。放疗可以在术前、术中或术后分别进行。医生可能在术前采用使用放疗以缩小癌症，可能在术中使用放疗以避开皮肤直接照射肿瘤病灶，也可能在术后使用放疗以杀死残留的肿瘤细胞。

放疗与化疗。放疗可以在化疗前、化疗期间或化疗后进行。在化疗前或化疗期间，放疗可以缩小癌症，增强化疗效果。化疗后，放疗可用于杀死残留的肿瘤细胞。

3.4.7　放疗期间，是否应当特别注意饮食习惯？

放疗期间，人体需要耗费大量的能量进行身体修复。因此，在这段时间内，人体必须获得足够的热量和蛋白质以维持体重不变。

3.5 靶向治疗

3.5.1 什么是靶向治疗？

人体患癌症，有很大一部分因素与某些调节细胞生长和增殖的基因发生突变有关，肺癌也不例外。近些年来，一些基因已被发现在肺癌的发生发展过程中存在突变或者过度表达现象，比如表皮生长因子受体（EGFR）、血管表皮生长因子（VEGF）、间变性淋巴瘤激酶（ALK）、鼠类肉瘤病毒癌基因同源物 B_1（BRAF）等的基因。靶向治疗就是运用针对这些肺癌发生基因的靶向治疗药物进行抗癌治疗的一种方法，是近些年发展起来的一种新的治疗方法。接受靶向治疗的患者，可以是肿瘤患者，也可以是一些常见慢性疾病的患者。除常规的手术、放疗、化疗、生物治疗外，靶向治疗具有作用位点精准以及副作用少的优点，在临床上应用也广泛。在恶性肿瘤患者中，应用靶向治疗比较多的有肺腺癌、肝癌、卵巢癌及结直肠癌患者。肺癌患者可以选择吉非替尼、厄洛替尼、安洛替尼，肝癌患者可以选择索拉非尼。并且，这些都是比较常用的多靶点药物，适用于多种肿瘤。但是靶向治疗药物也有一定的副作用，常见的副作用包括皮疹、口腔溃疡以及黏膜损伤等。

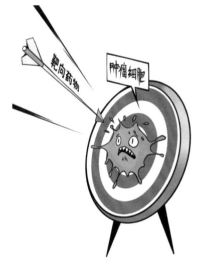

靶向治疗示意

3.5.2　什么是基因检测？

基因检测是用特定设备，对被检测者的血液、其他体液（尿液、消化液、分泌物等）或脱落的细胞组织等样本进行核酸（DNA或者 RNA）信息检测，分析其所含有的基因特点和基因缺陷，从而推断其表达功能是否正常的一种方法。它可以使人们能够了解自己的基因信息，明确病因或者预知身体患某种疾病的风险。基因检测可以用于诊断疾病，也可以用于预测疾病风险。

3.5.3　肺癌常用靶向治疗药物有哪些？

靶向治疗改变了具有基因改变的晚期非小细胞肺癌（NSCLC）的治疗方式。据国际权威指南推荐，非小细胞肺癌检测靶点包括 EGFR，ALK，ROS1，BRAF，KRAS，NTRK，MET，RET，HER2 等。现总结部分常用并已经被纳入医保的靶向治疗药物。

（1）EGFR 突变：约占所有肺癌基因突变的 90%。一线靶向治疗药物包括吉非替尼、厄洛替尼、埃克替尼、阿法替尼、达克替尼、奥希替尼等。后续出现 T790M 突变可使用奥希替尼、阿美替尼。

吉非替尼（一代靶向药）适应证：EGFR 敏感突变的晚期非小细胞肺癌。已经上市并被纳入医保。

厄洛替尼（一代靶向药）适应证：同吉非替尼。已经上市并被纳入医保。

埃克替尼（一代靶向药）适应证：同吉非替尼。已经上市并被纳入医保。

阿法替尼（二代靶向药）适应证：同吉非替尼，包括经过铂类化疗后又发生进展的晚期肺鳞癌。已经上市并被纳入医保。

　　奥希替尼（三代靶向药）适应证：具有敏感突变的晚期非小细胞肺癌一线治疗；经 EGFR 突变后一代或者二代靶向治疗后复发、进展并合并 T790M 突变的晚期非小细胞肺癌。已上市。

　　（2）ALK 重排：占非小细胞肺癌的 5%，已获批的一线治疗药物有阿来替尼、布加替尼、塞瑞替尼、克唑替尼等。

　　克唑替尼适应证：ALK 阳性晚期非小细胞肺癌的一线治疗；ROS1 阳性晚期非小细胞肺癌。已经上市并被纳入医保。

　　塞瑞替尼适应证：接受过克唑替尼治疗并发生进展的晚期非小细胞肺癌；ALK 阳性晚期非小细胞肺癌的一线治疗。已经上市并被纳入医保。

3.5.4　靶向治疗药物有耐药性吗？

　　靶向治疗药物之所以被称为"靶向"，是因为它通过与肿瘤发生、肿瘤生长所必需的特定分子"靶点"作用来阻止肿瘤细胞的生长。靶向治疗药物之所以有用，是因为肿瘤细胞刚好携带了这种基因突变，而靶向治疗药物可以特异性地识别这些突变基因并与之结合，从而封闭肿瘤细胞的生长开关，使肿瘤得到控制。

　　但是，肿瘤细胞中总有一些非常聪明的"坏蛋"，他们学会了躲避靶向治疗药物的攻击，并且"繁殖"更多可以躲避攻击的肿瘤细胞。久而久之，这些肿瘤细胞就"进化"为新的一批"耐药大军"。耐药就像靶向治疗药物回避不了的"梦魇"。但是，每个人发生耐药的情况又各不相同，有些人可能 3～5 个月就发生耐药，有些人可能数年以上才会发生耐药。

那么，如何降低靶向治疗药物的耐药性呢？最直接的方法是更改治疗方案、更换药物。可以进行基因检测，检测体内占优势的肿瘤细胞对哪一种或哪几种治疗比较敏感，然后采用单药方案或联合方案（如靶向治疗、靶向治疗联合化疗或放化疗联合等方案）控制这些多数派的肿瘤细胞。有临床经验丰富的专家提出了针对耐药后的三种不同选择：选择一是先换回化疗，若肿瘤发生进展，则再加上原来用过的靶向治疗药物，就有可能获得再次的肿瘤缓解；选择二是直接停用靶向治疗药物，休息一段时间，再使用靶向治疗药物；选择三是在原有靶向治疗药物的基础上添加化疗药物，联合控制肿瘤生长。

3.5.4 靶向治疗药物的不良反应有哪些？

靶向治疗药物的不良反应主要有皮疹、口腔炎、高血压、蛋白尿、凝血功能异常等，不同的靶向治疗药物会有不同的不良反应。比如针对肺癌 EGFR 突变的靶向治疗药物吉非替尼和厄洛替尼容易出现皮疹、口腔炎等副作用，少数患者会出现高血压，其中皮疹和口腔炎的发生与临床疗效成正比。

3.5.5 肺癌靶向治疗药物要用多长时间?

在使用靶向治疗药物以后，如果观察到比较好的疗效，那么应该持续使用，在这个过程中要定期复查，监测它的疗效和副作用。只要在用药的过程中，肿瘤没有进展，也没有出现非常严重的不可控的副作用，就应该持续使用靶向治疗药物，当然对疗效的监测也是非常重要的。有人认为用上靶向治疗药物就不用复查，其实这是错误的。经靶向治疗药物治疗后，有些患者的病情可能在 10 ～ 12 个月左右又开始出现进展。另外，病情是否出现进展也是需要我们及时发现的，以及时寻找下一步的治疗对策。因此，一方面要持续使用靶向治疗药物，另一方面需要对疗效和副作用有很好的监测。

3.6 免疫治疗

3.6.1 什么是免疫治疗？

免疫治疗是指针对机体免疫低下或亢进的状态，人为地增强或抑制机体的免疫功能，以达到治疗疾病目的的治疗方法。免疫治疗的方法有很多，适用于多种疾病的治疗。肿瘤的免疫治疗旨在激活人体免疫系统，依靠自身免疫功能杀灭肿瘤细胞和肿瘤组织。与手术、化疗、放疗和靶向治疗不同的是，免疫治疗针对的靶标不是肿瘤细胞和肿瘤组织，而是人体自身的免疫系统。

3.6.2 什么是PD-1、PD-L1药物？

PD-1、PD-L1 药物是目前针对恶性肿瘤最常见的免疫治疗药物，目前已上市的有K药（派姆单抗）和O药（纳武单抗）等。它们的原理：一些肿瘤细胞包括肺癌细胞表面有 PD-1 受体和

PD-L1 配体，它们在肿瘤细胞表面最主要的功能就是让肿瘤细胞躲过人体自身最重要的免疫细胞 T 细胞的识别和杀伤，从而使肿瘤可以逃离人体免疫系统的"追杀"，在人体内"畅通无阻"。而这类 PD-1 和 PD-L1 药物可以特异性地与肿瘤细胞表面的 PD-1 受体和 PD-L1 配体结合，消除肿瘤细胞的这种"免疫逃逸"功能，

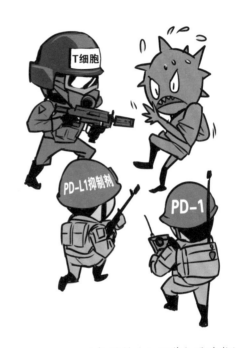

PD-1、PD-L1 抑制剂（如 K 药）通过激活 T 细胞自身免疫清除肿瘤细胞

使肿瘤细胞能重新被自身的 T 细胞所识别和杀灭，激活人体自身对肿瘤细胞的免疫清除机制，达到精准抗肿瘤治疗的目的。

可见，以 PD-1、PD-L1 药物为代表的免疫治疗药物就像精锐的侦察士兵，让敌人（肿瘤细胞）重新暴露在我们的眼前，从

而我们可以全面击杀。

3.6.3 肺癌患者都可以使用PD-1药物吗？

肺癌并不可怕，但一定要选择适合自己的方案科学治疗，不能盲目跟风。尤其要提醒大家：PD-1、PD-L1药物不是神药，并不是所有的患者都适用。

3.7 病理报告解读

3.7.1 术中冰冻病理报告和术后组织学病理报告有什么区别？

病理报告分为术中冰冻病理报告和术后组织学病理报告两种。术中冰冻病理报告一般在结节切除后马上送检得出，明确结节是否为恶性，如为恶性，则进一步进行淋巴结清扫。术后组织学病理报告则一般会对肿瘤的性质、类型、浸润程度、分化程度进行全面报告，报告还包括切缘情况（阴性说明肿瘤切除较完整；阳性说明肿瘤可能还有残存）、送检的淋巴结是否有转移以及一些分子的表达情况等，以助于临床医师对肿瘤进行更准确的分期。

注意，术中冰冻病理报告是对切除的标本进行的快速和初步的病理诊断，并非是确诊癌症与否的金标准，虽然准确率高，但并非 100%，它的主要作用是指导手术医生选择进一步的手术方式，比如是否要扩大切除、是否要行淋巴结清扫等。因此，患者手术后的准确诊断还需要依据最终的组织学病理报告（一般在术后 7 天出报告），医生也会根据最终病理报告为患者进行评估。若确诊为癌症，则根据病理报告所对应的分期，为患者制订相应的术后随访计划或者进一步放化疗计划。

3.7.2 病理报告是什么样的？

下面我们用一张图来解释病理报告所需要了解的内容。

病理报告中有一些专业词语，很多患者或家属因为不了解其含义而常常只根据字面意思理解，或者因为不确定其性质好坏而反复咨询医生，引发额外的焦虑和烦恼。因此，下面我们解释一下病理报告中一些与肺结节性质、恶性程度相关的名词。

不典型腺瘤样增生：是肺腺癌的一种癌前病变。癌前病变可以理解为正常肺组织转变为肺癌的一个过渡阶段，随着时间的推移，及内外各种因素刺激等，癌前病变有极大可能转变成肺癌。因此，如果病理报告为不典型腺瘤样增生，那么我们可以庆幸手术非常及时，但是后面仍要注意随访和复查。

原位癌：虽然原位癌已经是癌症的一种类型，但可以被认为是最轻型的一种癌症阶段。这个阶段的肺结节合并淋巴结或者外周转移的可能性是非常低的，如果进行手术切除，预后也是非常可观的。但是，它毕竟在性质上已经是癌，所以患者及其家属不能轻视它的存在，还是要做好术后复查和随访，把复发的风险降至最低。

微浸润癌 / 浸润癌：顾名思义，根据（肺）癌组织侵犯正常组织的程度，其可以分成微浸润癌和浸润癌两种。其中，微浸润癌虽然已经有癌组织的轻度扩散，但是范围很小，其恶性程度与原位癌差不多；而浸润癌则是指癌组织已经明显或者较为广泛地侵袭周围组织（如上皮、血管、间质等），癌肿的体积常常也不小了，患者的肿瘤分期也会提升，此时可能需要综合评估患者的情况并制订下一步诊疗计划，需要进行术后的辅助放化疗，提高肿瘤的清除率，降低复发的风险。

淋巴结转移：在进行肺结节 / 肺癌手术时，如果术中冰冻病理确诊为癌，那么会采样至少 1 枚淋巴结。淋巴结是肺癌进行肺内和肺外转移的一个关键途径，因此，淋巴结采样的病理报告对癌症的分期也有指导性价值。

肺癌的分期：在拿到肺结节确诊为肺癌的病理报告后，医生会从多个方面对癌症进行分期。关于癌症的分期，目前最权威的就是 TNM 分期，其中 T 代表癌肿的大小，N 代表淋巴结转移情况，M 代表外周器官组织转移情况。根据这三个方面所组成的 TNM 分期（比如 $T_1N_0M_0$ 或者 $T_3N_1M_1$ 等），可以将患者对应到 I～IV 期的分级，级别越高，癌症的恶性程度越高，预后也常常越差。

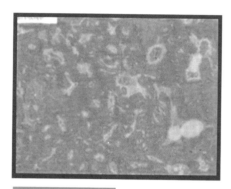

标本数量：肺组织一叶

部位：剖面处
性质：2处结节
大小：长径分别为0.8cm、0.3cm

病理诊断

各个位置标本的结果，
包括病理类型（腺癌、鳞癌、小细胞、神经源性等）

1. 浸润型腺癌

2. 微浸润型腺癌　　　　阳性（可能还有肿瘤残留）

3. 支气管切缘阴性（已经切除干净）

4. 术中清扫下来的淋巴结，是否有肿瘤转移

　　（第4组）1枚、（第5组）1枚、（第7组）2枚、
　　（第10组）1枚、（第11组）1枚、（第12组）
　　1枚伴慢性炎及炭末沉着

病理报告的解读图例

第 4 部分 ————

生活方式

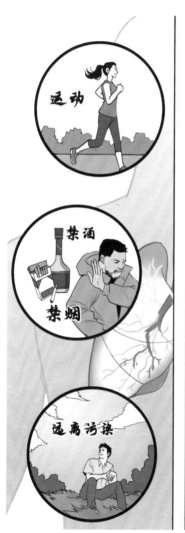
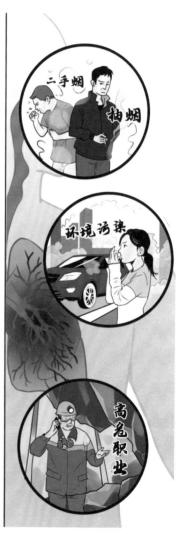

4.1　怎么做可以预防肺结节?

4.1.1　二手烟有什么危害?

许多研究表明,吸烟及二手烟会引起多种癌症。二手烟是指燃烧的烟草产品所散发出的烟雾与吸烟者所呼出的烟雾的组合,也被称为环境烟、非自愿烟和被动烟。在二手烟中,已鉴定出 7000 多种化学物质。在这些化学物质中,可以导致癌症的至少有 69 种,包括砷、苯、铍、铬和甲醛等。

人们可能在房屋、汽车、工作场所和公共场所接触二手烟。大多数二手烟的来源是香烟,其次是烟斗、雪茄和其他烟草制品。

吸入二手烟会导致不吸烟者罹患肺癌。一些研究还表明,二手烟可能增加成年人患乳腺癌、鼻窦腔癌和鼻咽癌的风险,以及儿童患白血病、淋巴瘤和脑瘤的风险。二手烟与成年人和儿童的疾病及死亡风险密切相关。二手烟会刺激呼吸道,并时刻对人的心脏和血管产生有害影响。它会使患心脏病的风险增加约 25%～30%。

已发现接触二手烟会导致生育力降低，造成妊娠并发症和不良的出生结局，包括肺发育受损、低出生体重和早产等。婴幼儿和儿童接触二手烟会增加婴儿猝死、耳部感染、感冒、肺炎、支气管炎和更严重哮喘等的发生风险。暴露于二手烟会延缓婴幼儿和儿童的肺部生长，引起咳嗽、喘息和肺功能下降。即使是低水平的二手烟也可能有害身体健康。

4.1.2 如何避免二手烟？

全面保护不吸烟者免受二手烟侵害的有效方法是，让吸烟人群不要在室内工作场所和公共场所吸烟，并针对包括多单元住宅在内的个人空间制定无烟政策。此外，还要定时打开窗户，利用风扇和通风系统排出可能存在环境中的烟雾。

您可以采取的保护自己和家人的措施包括：

◆ 不允许在家里吸烟。

◆ 即使窗户打开，也不允许任何人在您的车内吸烟。

◆ 确保您照顾孩子的地方禁止吸烟。

◆ 教孩子如何避免二手烟。

◆ 寻找无烟的餐厅、酒店和茶馆等。

4.1.3　环境中有哪些潜在危害?

在某些情况下，肺结节属于癌前病变，从良性病变发生发展到肺癌，需要经历一定的时间和外部刺激。常见的导致肺癌的环境因素都有可能导致肺结节。

癌症是由某些基因改变引起的，这些改变导致细胞功能变化。在细胞分裂过程中复制 DNA 时，有一些遗传变化是属于自然发生的，但是有些变化是因为环境暴露导致 DNA 原有序列被破坏而发生的。这些环境暴露包括物质（如烟草烟雾中的化学物质）或辐射（如来自太阳的紫外线）等。

在日常生活中，人们可以尽量避免一些可引起癌症的环境暴露，比如烟尘、紫外线等。但是，也有一些环境暴露因素很难避免，尤其当它们存在于所呼吸的空气、所喝的水、所吃的食物或所用的工作材料中时。科学家也正在研究哪些环境暴露可能导致或促进癌症的发展，了解哪些环境暴露有害，以及可在何处发现这些有害的暴露，以帮助人们避免有害的环境暴露。

根据美国国家毒理学计划的致癌物报告，以下所列出的是最有可能影响人体健康的致癌物质。但是，一种物质已被指定为致癌物质，并不意味着这种物质必然会致癌。许多因素会影响致癌物质接触者是否会患癌症，包括接触量、接触持续时间以及个人的遗传背景。

1. 砷

砷是一种天然存在的物质，也是"砒霜"的主要成分，可以在空气、水和土壤中发现。它也可以通过某些农业和工业过程（例如采矿和金属冶炼）释放到环境中。砷有有机和无机两种形式。无机砷的毒性比有机砷更大。

普通人群可能因吸烟、饮用被污染的水或摄入被污染的水所灌溉的食物而接触到砷。在某些国家的地下水中，无机砷的自然含量很高。一般认为，相比于接触受污染食品中的砷，接触受污染的饮用水中的砷对人体健康的危害更大。

过去，人们通过某些药物治疗或接触农药而接触到砷。到20世纪初，无机砷化合物开始被广泛用作农药。到70年代，才在某些药物中发现砷化合物。到90年代，研究表明砷化合物三氧化二砷可有效治疗急性早幼粒细胞白血病。

长期摄入含砷的饮用水会增加患膀胱癌和皮肤癌的风险。流行病学研究已明确，接触砷与皮肤癌的发生有关。此外，肺癌、消化道癌、肝癌、肾癌以及淋巴和造血系统的癌症也与砷暴露有关。

2. 石　棉

石棉是一种耐热、耐腐蚀的天然纤维状矿物。其已被用于商业产品，例如绝缘和防火材料、汽车制动器和墙板材料。

如果含有石棉的产品被破坏，那么微小的石棉纤维会释放到空气中，这些石棉纤维被人体吸入后，可能沉积在肺中。随着时间的推移，积累的石棉纤维刺激肺组织导致炎症反复发生，并形成瘢痕组织，从而影响人体呼吸并可能导致严重的健康问题。

空气、水和土壤中也存在低含量的石棉纤维。但是，大多数人不会因这种接触而患病。因接触石棉而患病的人通常定期暴露于石棉中，大多数情况是直接接触石棉或从事有实质性环境接触的工作。

目前，最常见的石棉职业暴露往往发生在建筑业和船舶修理中，特别是在翻新、修理或拆除含石棉材料的过程中。在制造含石棉的产品（例如纺织品、摩擦产品、绝缘材料和其他建筑材料）期间，工人也可能暴露于石棉环境。

接触石棉易导致间皮瘤（一种在胸部和腹部排列的薄膜癌）、肺癌、喉癌和卵巢癌等。其中，间皮瘤是最常见的与石棉接触有关的癌症。

3. 铍

铍是一种具有重要工业价值的金属，常见于绿柱石和铁矿石中。铍是良好的电和热导体，非常轻便且坚硬，并且是非磁性的。由此，铍被用于高科技消费和商业产品，包括航空航天部件、晶体管、核反应堆和高尔夫球杆等。

铍所引起的疾病大多数与铍加工有关。人体暴露的主要途径是通过空气中的铍金属、合金、氧化物和陶瓷颗粒等，铍粒子被吸入肺和上呼吸道；也会发生手对口接触以及皮肤与超细颗粒的接触。

尽管铍存在于自然界中，但其排放到环境中主要是通过燃烧化石燃料（主要是煤），该燃烧将含铍的微粒和飞灰释放到大气中。在接触铍或铍化合物的工人中可以观察到患肺癌的风险增加。

4. 镉

镉是在空气、水、土壤和食物中发现的微量天然元素。所有土壤和岩石（包括煤和矿物肥料）都含有一些镉。在美国，所使用的镉大多数是在生产其他金属（例如锌、铅和铜）的过程中提取的。镉不易腐蚀，已被用于制造电池、颜料、金属涂层和塑料等。

镉暴露大多发生于生产镉产品的工作场所中。职业接触的主要途径是吸入粉尘和烟雾，以及从被污染的手、香烟或食物中意外吸入粉尘。普通人群通过呼吸烟草烟雾或摄入受镉污染的食物而暴露于镉，后者是不吸烟者镉暴露的主要来源。不断扩大的镍镉（NiCd）电池回收行业也是潜在的暴露源。职业性接触各种镉化合物会增加人体患肺癌的风险。

因此，要正确处理镍镉电池，不要让儿童玩电池。并且避免吸烟。在使用镉产品时，注意做好安全防范措施，以避免衣物、皮肤、头发或工具上携带的含镉灰尘。

5. 煤焦油和煤焦油沥青

煤焦油来自煤炭。它是焦炭（一种主要包含碳和天然气的固体燃料）生产的副产品。煤焦油主要用于生产精炼化学品和煤焦油产品，例如杂酚油和煤焦油沥青。煤焦油的某些制剂长期用于治疗一些皮肤问题（如湿疹、牛皮癣和头皮屑等）。

煤焦油沥青是煤焦油蒸馏后残留的浓黑色液体。它在屋顶和铺路中用作涂料的基础，并在沥青产品中用作黏合剂。煤焦油和煤焦油沥青都包含许多化学物质，包括致癌物（如苯）。

煤焦油和煤焦油产品中的致癌物进入人体的主要途径是皮肤吸收。在铸造厂以及焦炭生产、煤气化和铝生产期间，人体可能会接触到煤焦油和煤焦油沥青。其他职业性接触煤焦油或煤焦油沥青的情况包括生产或使用路面焦油、屋面焦油、煤焦油涂料、煤焦油搪瓷、其他煤焦油涂料或耐火砖等。

普通人群可能会暴露于环境污染物的煤焦油中，并可能通过使用煤焦油制剂来治疗皮肤问题（如湿疹、牛皮癣和头皮屑等）。

职业性接触煤焦油或煤焦油沥青会增加患皮肤癌的风险。其他类型的癌症，包括肺癌、膀胱癌、肾癌和消化道癌，也可能与职业暴露于煤焦油和煤焦油沥青有关。

6. 焦炉排放物

焦炉排放物来自加热煤炭以生产焦炭的大型炉，而焦炭用于制造钢铁。排放物是粉尘、蒸气和气体的复杂混合物，通常包括致癌物（如镉和砷）。从焦炉排放物中回收的化学物质可用作生产塑料、溶剂、染料、油漆和绝缘材料等物品的原料。

炼焦厂和煤焦油生产厂的工人可能暴露在焦炉排放物中。在铝、钢铁、石墨、电气和建筑行业的工人也可能发生职业暴露。人类暴露于焦炉排放物的主要潜在途径是皮肤吸收。暴露在焦炉排放物中会增加罹患肺癌或肾癌的风险。

7. 萤 石

以前，萤石职业暴露发生于堇青石的开采和生产过程中，但堇青石现已不再开采或销售用于商业目的。在公路建设和养护工人中最经常报告与萤石有关的疾病，他们可能接触过用于铺路的含萤石的砾石。

此外，在一些商业沸石产品中也发现了萤石，其商业用途包括宠物垫料、土壤改良剂、动物饲料、废水处理和气体吸收剂等。

8. 结晶二氧化硅

结晶的二氧化硅是一种丰富的天然物质，存在于石头、土壤和沙子中，也存在于混凝土、砖、砂浆和其他建筑材料中。结晶的二氧化硅有几种形式，最常见的是石英。石英粉尘是微小的结晶二氧化硅，这意味着人体可以通过呼吸将其吸入。

二氧化硅细小颗粒（主要是石英粉尘）接触主要发生在工业和职业环境中。例如，使用手持式石工锯切割混凝土和砖头等材料时，人体可能会暴露在弥漫于空气的二氧化硅颗粒中。人体吸入后，这些颗粒会深入肺部。

普通人群的主要暴露途径是吸入空气中的二氧化硅，及使用含有石英的商业产品。这些产品包括清洁剂、化妆品、艺术黏土和釉料、宠物垫料、滑石粉、填缝料和油漆等。

工人接触可吸入的结晶二氧化硅与肺癌发生率升高有关。

在对采石场和花岗岩厂工人以及从事陶瓷、陶器、耐火砖和某些土壤工业的工人的研究中已经发现，肺癌的发生与接触可吸入的结晶二氧化硅之间存在一定的联系。

9. 六价铬化合物

铬是一种无味的金属元素，存在于地壳中，也存在于空气、水、土壤和食物中。

六价铬化合物是一组具有有用特性的化学物质，例如耐腐蚀性、耐久性和硬度。这些化合物已被广泛用作腐蚀抑制剂，用于制造颜料、金属表面处理和镀铬、不锈钢生产、皮革鞣制和木材防腐等；还被用于纺织染色、印刷油墨、钻探泥浆、烟火、水处理和化学合成等。

吸入六价铬的粉尘、薄雾或烟气，或眼睛或皮肤与之接触，可能导致六价铬职业接触。工人暴露于空气含高浓度六价铬化合物的环境中，如电镀、焊接和铬酸盐喷漆等，可导致铬的职业接触。

职业接触这些化合物，与肺癌、鼻旁窦和鼻腔癌的发生风险增加有关。

10. 家庭煤炭燃烧所产生的室内排放

在房屋内燃烧煤炭用于取暖或做饭会产生颗粒物和气体排

放物，其中可能包含许多有害化学物质，例如苯、一氧化碳、甲醛和多环芳烃。

在某些地区，人们可能因使用未通风的炉灶和火坑而暴露于燃煤的室内排放。室内燃煤排放的暴露与肺癌的发生有关。

11. 镍化合物

镍是在地壳中发现的银白色金属元素。它可以与其他元素结合形成镍化合物。镍因为有独特的性质，所以有许多工业用途。大多数镍用于金属合金，因为它具有耐腐蚀性、耐热性、高硬度和高强度等性能。

在生产或使用镍和镍化合物的工作场所，如采矿、冶炼、焊接、铸造和研磨等，职业暴露是常见的。镍的职业暴露主要通过吸入尘埃和烟尘或通过皮肤接触而发生。

暴露于空气、水、食物和烟草烟雾中的镍含量通常较低。镍及其化合物是通过自然过程进入大气层的，例如通过风传播灰尘、火山喷发以及工业活动等。公众也可能通过镀镍的材料（如硬币、珠宝、不锈钢炊具和饮食用具等）而暴露于各种镍化合物。

暴露于各种镍化合物会增加患肺癌和鼻癌的风险。普通人群暴露于镍化合物的可能性非常低，所以不必担心。

12. 氡

氡是一种无色、无味的放射性气体，它从岩石和土壤中的铀和镭元素的正常衰变中释放，从地面逸出并扩散到空气中。在某些特殊地质的地区，氡会溶解到地下水中，并且在用水时释放到空气中。

氡几乎存在于所有的空气中。因此，每个人每天都在呼吸氡，但其浓度水平通常很低。氡可以通过地板、墙壁或地基的裂缝进入房屋，并在室内聚集。它也可以从建筑材料或从含有氡的井中的水中释放。在隔热性良好、密封良好和（或）建在富含铀和镭元素的土壤上的房屋里，氡的含量可能更高。地下室和一楼通常由于与地面接近，所以氡水平比其他楼层更高。

从事铀、硬岩和磷酸盐开采的工人有可能暴露于高浓度的氡中。一般认为，铀矿工的暴露量最高。动物实验研究证实，暴露于高水平氡的啮齿动物，肺肿瘤发生率更高。此外也有迹象表明，成年人和儿童接触氡会增加白血病的发生风险，但是目前学界仍有争议。

4.2　戒烟戒酒，好好吃饭

4.2.1　什么是烟草？

烟草最常见的形式是卷烟，即用卷烟纸将烟丝卷制成条状的烟制品。吸食时需要把其中一端点燃，然后在另一端用口吸所产生的烟雾。市售香烟一般在口吸端安装过滤嘴。烟草烟雾中含有许多对吸烟者和不吸烟者有害的化学物质。在烟草烟雾所产生的 7000 多种化学物质中，至少有 250 种是已知有害的，包括氰化氢、一氧化碳和氨等。在这 250 种已知的有害化学物质中，至少有 69 种会造成癌症，如乙醛、芳香胺、砷、苯等。

除卷烟和香烟外，其他形式的烟草主要有无烟烟草、雪茄、烟斗、水烟筒等。

无烟烟草：是一种不燃烧的烟草。它包括咀嚼烟草、口腔烟草、可溶解的烟草和鼻烟。无烟烟草可导致口腔癌症、食管癌和胰腺癌，并也可引起牙龈和心脏疾病等。

雪茄：大多由单一类型的烟草（风干和发酵）组成，并带有烟叶包装纸。研究发现，雪茄烟通常不被吸入，尽管与香烟不同，但雪茄烟的烟雾中所含有的有毒化学物质比香烟更多。抽雪茄可引起口腔癌、喉癌、食管癌和肺癌，也可能导致胰腺癌。此外，每天抽雪茄的人，患心脏病和其他类型肺部疾病的风险也会增加。

烟斗：一般包括烟嘴。吸烟时，将烟草放入一个槽中，该槽与烟梗的另一端连接有烟嘴。通常不吸入烟雾。烟斗吸烟导致发生肺癌的风险增加，并增加发生口腔癌、咽癌、喉癌和食管癌的风险。

水烟筒：是一种用于抽烟的烟草（通常是浓味的），使烟气经过部分填充的水碗由吸烟者吸入。有人认为水烟的危害比香烟小，但其实研究表明，吸水烟的危害与香烟差不多。

4.2.2　警惕吸烟危害

吸烟非常容易上瘾。尼古丁是使人上瘾于烟草产品（包括香烟）的一种主要成分。尼古丁所引起的对香烟和其他烟草制品的成瘾性，与使用海洛因和可卡因等产生的成瘾性相似。吸烟者可以通过以下表格快速自测有无尼古丁成瘾。

吸烟者尼古丁依赖检验量表（FTND）

题目	FTND	对应分值	您的得分
您早晨醒来后多长时间吸第一支烟？	≤ 5 分钟	3	
	6 ～ 30 分钟	2	
	31 ～ 60 分钟	1	
	＞ 60 分钟	0	
在禁烟场所，您是否很难控制吸烟的需求？	是	1	
	否	0	
您认为哪一支烟最不愿放弃？	早晨第一支	1	
	其他	0	
您每天吸多少支烟？	≤ 10 支	0	
	11 ～ 20 支	1	
	21 ～ 30 支	2	
	≥ 31 支	3	
您早晨醒来后第一个小时吸烟是否比其他时间多？	是	1	
	否	0	
您卧病在床时是否仍然吸烟？	是	1	
	否	0	

　　备注：分值所代表的依赖水平如下。0 ～ 2 分，依赖水平很低；3 ～ 4 分，低；5 分，中度；6 ～ 7 分，高；8 ～ 10 分，很高。

FTND ≥ 6分被认为是区分尼古丁高度依赖的标准。如果吸烟者已达到高度依赖的标准，请及时寻求医生的帮助。

进入人体的尼古丁量取决于人们吸烟草产品的方式以及尼古丁含量和产品设计。尼古丁通过口腔和肺部被吸收入血液中，并在几秒钟内到达大脑。经常吸烟和深吸一口烟都会增加人体吸收尼古丁的量。

吸烟也是导致癌症和癌症死亡的主要原因之一。因为烟草制品和二手烟中含有许多破坏DNA的化学物质，所以使用烟草制品或经常在烟草烟雾环境（也称为二手烟）中的人患癌症的风险增加，包括肺癌、喉癌、口腔癌、食管癌、膀胱癌、肾癌、肝癌、胃癌、胰腺癌、结肠癌、直肠癌、子宫颈癌以及急性髓细胞性白血病等。使用无烟烟草（鼻烟或咀嚼烟草）的人患口腔癌、食管癌和胰腺癌的风险也会增加。

目前研究认为，吸烟没有绝对安全的界值。即使只是偶尔吸烟，患癌概率仍可能大于从不吸烟者。因此，我们希望使用任何类型烟草产品的人戒烟。与继续吸烟者相比，戒烟者不管年龄多大，预期寿命都可以有很大的提高。同样，在确诊为癌症后戒烟，仍然可以降低癌症死亡风险。

4.2.3 为何要戒烟?

戒烟对健康的直接益处有很多。

吸烟时异常高的心率和血压,戒烟后开始恢复正常。

在戒烟后几小时内,血液中的一氧化碳水平开始下降(一氧化碳会降低血液携带氧气的能力)。

在戒烟后几周内,戒烟者的血液循环得到改善,痰液减少,并且不经常咳嗽或喘息了。

在戒烟后的几个月内,人们可以期待肺功能的实质性改善。

在戒烟后的几年内,与继续吸烟者相比,戒烟者患癌症、心脏病和其他慢性病的风险降低了。

戒烟降低了吸烟引起的癌症和许多其他疾病的发生风险,例如心脏病和慢性阻塞性肺疾病。

美国国家健康访问调查的数据显示,无论年龄多大,戒烟者死于与吸烟有关的疾病的可能性要比继续吸烟者小。在 40 岁之前戒烟者,因吸烟有关的疾病过早死亡的概率降低;而在 45 ～ 54 岁戒烟者,过早死亡的概率降低约 2/3。

与继续吸烟者相比,戒烟者无论年龄多大,预期寿命都有很大的提高。美国国家健康访问调查的数据还显示,25 ～ 34

岁戒烟者，寿命要延长 10 年左右；35 ～ 44 岁戒烟者，寿命大约延长 9 年；45 ～ 54 岁戒烟者，寿命大约延长 6 年；55 ～ 64 岁戒烟者，寿命大约延长 4 年。

此外，一项针对 70 岁及以上人群的研究发现，吸烟者即使在 60 多岁时戒烟，其随访期间的死亡风险也比继续吸烟者低。

戒烟可以改善癌症患者的预后。对于某些癌症患者，在确诊癌症时戒烟，可使患者死亡风险降低 30% ～ 40%。对于接受手术治疗、化疗或其他治疗的患者，戒烟有助于提高疗效，并且可以降低发生肺炎和呼吸衰竭的风险。此外，戒烟还可以降低癌症复发、第二种癌症发展及因癌症或其他原因死亡的风险。

4.2.4　我觉得停止吸烟很困难，有没有替代疗法?

有。如果觉得停止吸烟很困难，可以试试尼古丁替代疗法。前文已详述吸烟成瘾的原因是烟草中含有尼古丁，而尼古丁本身不会致癌，因此我们推荐可以将尼古丁替代疗法（NRT）作为戒烟的过渡方法。

尼古丁替代疗法是最常用的戒烟药物形式。尼古丁替代疗法通过为患者提供少量受控的尼古丁来减轻戒断感，并且戒烟药物中没有发现其他危险化学物质。少量的尼古丁有助于满足患者对尼古丁的渴望，并减轻吸烟的欲望。

医生和其他医学专家认为，尼古丁替代疗法是吸烟者可以用来戒烟的最有用的方法之一。一些吸烟者有轻度到中度的副作用。但是，研究表明尼古丁替代疗法是安全有效的。尼古丁替代疗法几乎可以成为每个吸烟者戒烟策略的重要组成部分。

尼古丁替代疗法有多种形式，多种不同的使用方式。患者可以选择自己最喜欢的形式。常见的尼古丁替代疗法控烟用品有尼古丁贴片、尼古丁口香糖等。

尼古丁贴片：贴在皮肤上，可产生少量稳定的尼古丁。

尼古丁口香糖：咀嚼以释放尼古丁，直到有刺痛感，然后将其放在脸颊与牙龈之间。

尼古丁替代疗法控烟用品一般是比较安全的，但在使用前，请向医生或药剂师咨询用法和用量，避免对健康产生损害。很多医院有专门的戒烟门诊，有需要的患者也可以选择请专业的医生协助戒烟。

4.2.5　电子烟能否帮助安全戒烟？

不能。

电子烟是一种模仿卷烟的电子产品，有着与卷烟一样的外观、烟雾、味道和感觉。它是通过雾化等手段，将尼古丁等变成蒸汽后，让用户吸食的一种产品。但电子烟并非"无害"。严格来说，电子烟只是减少了真烟里的某些有害成分，并不是完全无害。电子烟确实比真烟里少了焦油，但是尼古丁还是有的。市面上的电子烟烟油或烟弹中的尼古丁含量波动很大，其中不少产品的尼古丁含量甚至比真烟还高。而且，对于老烟民来讲，尼古丁含量超标的电子烟反而可能会加重其依赖性。此外，带有各种香味的烟油里添加了多种化学添加剂和香料，也可能存在健康隐患，有的甚至发现了甲醛、乙醛、丙烯醛等有害物质。世界卫生组织对电子烟进行了专门的研究，并得出了明确的结论：电子烟有害公共健康，它更不是一种戒烟手段，因此必须加强对电子烟的管制，杜绝电子烟对青少年和非吸烟者造成危害。

另外，电子烟只是把焦油成分去掉，仍然存在"二手烟"的问题。研究表明，电子烟加热溶液产生的二手气溶胶是一种新的空气污染源。对比无烟的清新空气，吸电子烟产生的二手气溶胶可以造成 PM1.0 值高出 14～40 倍，PM2.5 值高出 6～86 倍，尼古丁含量高出 10～115 倍，乙醛含量高出 2～8 倍，甲醛含量高出 20%。其产生的某些金属含量（比如镍和铬）甚至比传统卷烟产生的二手烟含量还要高。因此，不论是吸烟产生的二手烟，还是吸电子烟所产生的二手气溶胶，都是有害的。

4.2.6　饮酒指南

饮酒会增加口腔、咽喉、食管、喉、肝脏和乳房发生癌症的风险。并且喝酒越多，患癌症风险就越高。同时饮酒和吸烟者患癌症的风险则更高。目前已有研究发现，红酒中的某些物质（例如白藜芦醇）具有抗癌特性。但是，没有证据证明喝红酒会降低患癌症的风险。目前也没有明确证据证明饮酒与肺结节或肺癌有明确关系。

如果你从不饮酒，那么恭喜您，您患消化系统肿瘤的风险将低于饮酒人群，建议您继续保持这个良好的生活习惯。如果您有饮酒习惯，也不必立即戒酒，但是建议饮酒不要超出适度的范围。《美国人饮食指南》将适度饮酒定义为女性每天最多饮酒（低度酒）1 杯，男性每天最多饮酒（低度酒）2 杯。

4.3 从改变日常习惯做起

4.3.1 得了肺结节，应该怎么吃？

许多研究已经证实，特定饮食成分或营养素与癌症的发生风险相关。部分实验室和动物模型对癌细胞的研究表明，分离出的化合物可能具有致癌性（或具有抗癌活性）。

但是，除少数外，目前研究尚未明确证实何种饮食成分可以导致或预防癌症。流行病学研究有时会比较癌症患者和无癌症者的饮食，这表明两者在特定饮食成分的摄入上有所不同。

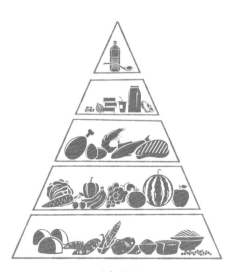

膳食宝塔

4.3.2　什么东西尽量不要吃？

1. 丙烯酰胺

丙烯酰胺是存在于烟草烟雾和某些食品中的一种化学物质。某些蔬菜（例如土豆）在加热到高温时也可以生产丙烯酰胺。动物模型研究发现，丙烯酰胺暴露会增加患几种癌症的风险。但是，没有一致的证据表明饮食中摄入丙烯酰胺与人类罹患任何类型癌症的风险有关。

2. 酒　精

尽管有人认为红酒会降低患癌症的风险，但其实尚无科学证据证明这种关联的存在。已有大量研究证明酒精与癌症的形成相关，大量饮酒或经常饮酒会使发生口腔（不包括嘴唇）、咽、食管、肝、乳腺、结肠和直肠癌症的风险增加。

3. 抗氧化剂

抗氧化剂可以阻止其他可能破坏细胞的化学物质（称为自由基）的活性。实验研究表明，外源性抗氧化剂可以帮助预防癌症发展相关的自由基损害；但是对人体的研究尚未能证明服用抗氧化剂是否可以帮助降低罹患癌症或死于癌症的风险。甚至有些研究显示，服用抗氧化剂后，发生某些癌症的风险反而增加。

4. 人造甜味剂

已有科研人员对几种人造甜味剂的安全性进行了研究，包括糖精、阿斯巴甜、乙酰磺胺酸钾、三氯蔗糖、纽甜和甜蜜素等。但没有明确的证据表明人造甜味剂与人类患癌症的风险有关。

5. 烧焦的肉

用高温方法煮熟包括牛肉、猪肉、鱼和家禽在内的肌肉时会形成某些化学物质，如多环胺类（HCA）和多环芳烃（PAH）等。长期暴露于高水平的多环胺类和多环芳烃易导致动物患癌症，但是尚不清楚这种暴露是否会导致人类发生癌症。

4.3.3　什么东西可以多吃点？

1. 十字花科蔬菜

十字花科蔬菜包含芥子油苷，芥子油苷可分解为几种化合物。目前，正在研究其可能的抗癌作用。其中有些化合物已在细胞和动物实验中显示出抗癌作用，但其对人体作用的研究结果尚不清楚。

2. 茶

茶含有多酚化合物，尤其是儿茶素，它们是抗氧化剂。但是，关于饮茶与癌症风险关系的流行病学研究尚无定论。关于茶饮和癌症预防的临床试验也很少。

3. 维生素D

维生素 D 可以帮助人体利用钙和磷来形成坚固的骨骼和牙齿。维生素 D 主要通过使皮肤暴露在阳光下而获得，也可以从某些食物和膳食补充剂中获得。人体流行病学研究表明，血液中维生素 D 摄入量较多或水平较高，可能与发生结直肠癌的风险降低有关，但是随机试验研究的结果尚无定论。

4.3.4　得了肺结节，可以做哪些运动？

肺结节一般不会影响患者的呼吸功能。在没有明显不适（如胸闷、气喘等）的情况下，建议患者进行适度锻炼。患者可以根据自己的体能状况，选择强度合适的锻炼方式。可以选择的中等强度和高强度运动如下。

中等强度运动，如快走、家务、慢节奏的舞蹈、搬运中等重量的物品等。这些运动可以每天进行，受场地和环境影响较小，并且对心肺的压力较小，比较容易坚持。每周可以根据个人感受适度进行，推荐每周进行 150 分钟以上（每周 5 次，每次 30 分钟）的中等强度运动。

高强度运动，如球类运动、跑步、爬山、有氧运动、

20千克以上物品的搬运、快速游泳、自行车和其他有氧运动。在从事这些活动时，心肺负荷较大。一般情况下，肺结节不会导致患者运动功能受限，但如果明显感觉不适，应停止运动，休息，并及时就医。推荐每周进行75分钟的高强度运动（每周3次，每次25分钟）。

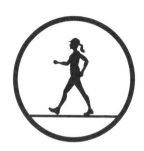

健步走

肺结节患者可能经历手术，有些运动并不适合在手术恢复初期进行。由于手术切口需要保持干燥，所以患者应该尽量避免出汗，尽量在凉爽的场所进行活动。另外，应尽量避免跳健身操、骑自行车等可能牵扯手术切口皮肤的运动。在手术切口完全恢复前，也应该避免游泳，以防因手术切口感染而影响愈合。

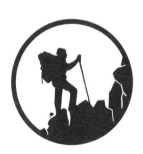

登山

术后的恢复运动可以按照以下建议进行。

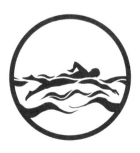

游泳

　　试试在平地上行走，并记录自己能够持续不断（不休息）行走的距离和时间。

　　在能够不间断地持续行走 600 米左右时，可以试试爬楼梯。心肺功能正常的成年人一般能够不休息地持续爬 5～6 层楼梯。

　　手术后患者可以通过每日散步、家务等简单活动逐渐锻炼自己的心肺功能，直到逐渐达到相对正常的心肺功能标准。需要注意的是，手术后患者的心肺功能和运动能力会略低于术前。因此，患者一定要以自己术前的状况作为参考标准。另外，一定要注意循序渐进，只需要持续活动和锻炼即可，不需要强迫自己在短时间内恢复至术前水平。

4.3.5　体检查出肺结节，患者可能会有什么心理反应？

　　侥幸逃避心理。对于突如其来的疾病诊断，患者可能难以接受或存在侥幸心理。患者至各大医院反复检查，希望否定诊断。这种情况在平时自信的人中较多见。

　　应激心理。这类患者在得知患肺结节后，精神紧张、焦虑不安，易发火、生气，坐立不安或睡眠受影响。这类人通常性格较强，工作认真，事事不甘落后。若患病并被要求暂停工作，心理上可能有失落感。

恐惧怨恨心理。此类患者处处小心谨慎，生怕医生治疗有误或护士发药有错。有的人甚至每次发药都要数药片，发现药多或少了就心中不安。即使生活能自理，也处处依赖别人，卧床不起。此类情况多见于性格孤僻者。

沮丧失望心理。患者忧郁懒言，表情淡漠，担心配偶和子女疏远，内心悲痛，甚至不堪忍受肉体折磨而轻生。此类情况多发生于性格内向的患者。

4.3.6　如何应对患者的心理波动？

首要的是，观察分析患者的心理状态，对不同环境造成的特定心理采取不同方法开导。对于平时较自信的患者，使其正确认识和对待疾病，采取积极的态度，争取医患之间的相互信任，及早治疗，以免耽误病情；对性格孤僻的患者，给予启发开导，使其从心理上克服恐惧；对顾虑重重的患者，要使他们认识到不良的心理和精神状态可能导致病情恶化，使其从多思多虑中解脱出来；对性格内向的患者，医生、护士要帮助寻找支持其活下去的精神力量。

鼓励患者树立求生信念。古代医书说："精神不振，意志不治，故不可愈。"要用能够治愈的坚定信念，鼓舞患者与疾病做斗争。医务人员对患者要以诚相待，用语言艺术感染患者，温暖他们的心，增强患者的求生信念，使患者认识到肺结节是一种发病率很高的疾病，肺结节不等于肺癌。患者需要做的是相信现代医学，主动配合治疗，保持良好的心情。

　　在患者接受手术治疗、放疗、化疗等时，要给他们讲清治疗的必要性。向患者说明各种治疗都可能出现副作用，使患者有足够的思想和心理准备，更好地配合治疗。临床中有许多病例表明，良好的精神状态在一定程度上作为辅助治疗，往往也能起到预想不到的效果。总之，癌症患者内心矛盾重重，因此在对患者积极治疗的同时，更要重视心理治疗，这是不可忽视的。

第 5 部分 ————

聪明就医

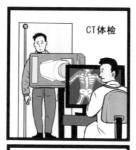

CT体检

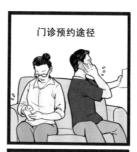

门诊预约途径

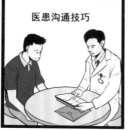

医患沟通技巧

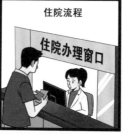

住院流程

住院办理窗口

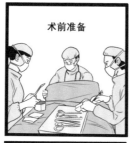

术前准备

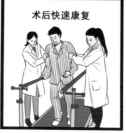

术后快速康复

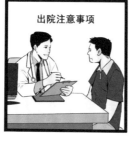

出院注意事项

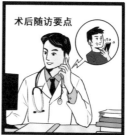

术后随访要点

5.1　规律体检为身体保驾护航

5.1.1　体检对肺癌早期筛查的价值：体检是否必要？

随着人们健康意识日益增强，定期健康体检已逐渐成为常态，同时由于医疗检查技术的进步，一些以往在早期无法获知的身体异常变化也常常得以被发现。而肺癌是当前对人类健康和生命造成巨大威胁的恶性肿瘤。早期肺癌无明显症状，容易错过最佳治疗时机，如果能较早地发现肺癌，及时进行手术治疗，那么患者 5 年生存率能明显提高。因此，提高肺癌生存率的关键是加强对肺癌高危人群的筛查，实现早期诊断和早期治疗。

5.1.2　肺癌筛查的重点人群：哪些人需要作为肺癌的重点排查人群？

肺结节（尤其是肺小结节）基本没有自觉症状，主要通过体检筛查发现。那么哪些人是需要进行重点筛查的对象呢？中国肺癌防治联盟根据其牵头的"肺部结节诊治中国专家共识"并参考中华医学会放射学分会心胸学组发布的"低剂量螺旋CT肺癌筛查专家共识"，建议将我国肺癌高危人群定义为年龄≥40岁且具有以下任意一种危险因素者：①吸烟≥400年支（或20包年），或曾经吸烟≥400年支（或20包年），戒烟时间＜15年；②有环境或高危职业暴露史（如石棉、铍、铀、氡等接触）；③合并慢性阻塞性肺病、弥漫性肺纤维化或既往有肺结核病史者；④既往罹患恶性肿瘤或有肺癌家族史者，尤其有一级亲属家族史者。此外，还需考虑被动吸烟、烹饪油烟

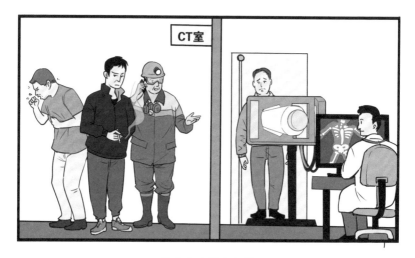

体检重点筛查人群

以及空气污染等因素。对于重点人群，应该每年进行筛查，以实现肺癌的早诊早治。

5.1.3　肺结节筛查手段：胸部X线片与胸部CT孰优孰劣？

现在不少体检中心仍然用胸部 X 线片筛查肺结节，这是造成肺结节特别是早期肺癌漏诊的主要原因。用胸部 X 线片筛查，磨玻璃样结节的肺癌会全部被漏诊，实性结节的小肺癌也有相当一部分会被漏诊。相比于 X 线片的扁平二维图像，CT 可以提供胸腔的三维信息。低剂量 CT 是肺结节筛查的基本工具。采用低剂量 CT 进行肺癌筛查，可以使肺癌的早期检出率提高 12%，使肺癌的死亡率降低 20%。与传统的胸部 X 线片检查相比，采用低剂量 CT 发现的早期肺癌占比有 40% ~ 50%；而用胸部 X 线片检查发现的早期肺癌占比则在 25% 以下，且其中接近 40% 是晚期肺癌。有些人担心 CT 检查对人体有放射性损伤，其实完全没有必要。低剂量 CT 的放射辐射量可低于 1mSv（亦称毫西弗或毫希沃特），也就相当于 100 天的自然辐射量，其辐射量小于一次七八个小时的长途飞行所接受的辐射量，因此，一年一度的低剂量 CT 筛查对人体的损伤几乎可以忽略不计。另外，一次低剂量 CT 检查的费用在国内仅为胸部 X 线片的 2 倍左右，而一例晚期肺癌患者的化疗、放疗、免疫治疗和靶向治疗等的费用远超数百次低剂量 CT 检查。

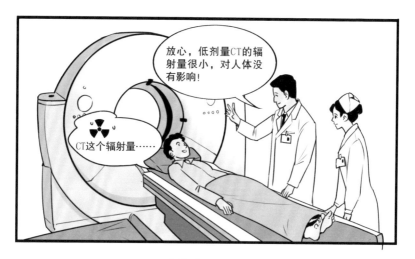

低剂量 CT 检查

简而言之，低剂量 CT 检查具有简便、易行、价廉、损伤少、灵敏度高、患者参与性高和易普及等优点，可作为高危人群肺癌筛查的可靠的基础检查手段。通过低剂量 CT 检查可以及时发现早期肺癌，以利于及时进行合理的诊治，极大地降低了肺癌对人们身体健康的威胁。

5.2　面对肺结节，正确就诊

5.2.1　肺结节报告解读：你了解肺结节吗？

当在 CT 报告单上看到"肺结节"三个字后，我们会不会就开始紧张了呢？其实，我们可以仔细看一下报告单的描述。CT 报告一般会对肺结节的性质进行详细描述，可以帮助我们在就诊前初步认识肺结节。肺结节通常是指直径不超过 3 厘米的肺内类圆形病灶：直径小于 1 厘米的结节灶被称为小结节；直径小于 0.5 厘米的结节灶可称为微小结节或细小结节。根据密度不同，肺结节可以划分为实性结节和磨玻璃结节（GGN）。磨玻璃结节又可根据结节内所含实性成分的多少，分为单纯磨玻璃结节（pGGN）和混合磨玻璃结节（mGGN）。在影像学上，磨玻璃结节的改变是从单纯磨玻璃结节进展到部分实性结节或实性结节。早期肺腺癌患者在影像学上都表现为局灶性磨玻璃结节。单纯磨玻璃结节的恶性率约为 18％，而混合磨玻璃结节的恶性率约为 64％。毛刺征、分叶征、胸膜凹陷则多为恶性肺结节的特征表现，需要警惕。

除关注肺结节的相关性质外，我们还应关注有无肺门及纵隔淋巴结的肿大，有无胸腔积液等，这些情况的明确都可以帮助明确病情。

5.2.2 找准就医之路

对国家公立医院、诊所、社区卫生服务中心等国有医疗单位的信任，是患者就医的第一步。对于一些打着"包治百病，治不好不要钱"等旗号的，要保持警惕，别贪便宜，切莫上当。

面对复杂多样的肺结节表现，即使是非从事肺部疾病诊治工作的医务工作者也常感到困惑。因此，合理就诊是最为正确的选择。肺结节的诊断与治疗需要以胸外科医生团队为主体的多学科医疗团队的共同协作。胸外科是肺结节患者就诊的主要科室，专业的胸外科医生会判断肺结节是否有手术干预的指征，对需要处理的结节，及时予以手术切除。影像科医生则擅长分析CT图像肺结节的特征，为后续治疗提供参考意见。

患者在就医前应初步了解擅长肺结节诊治的医院和专家有哪些，千万不能满世界找名医，避免因重复检查或盲目寻找甚至被医疗骗子所骗，而耽误了治疗时机。其实，每个大型医院

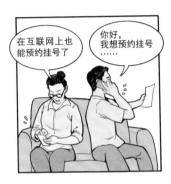

1. 预约挂号

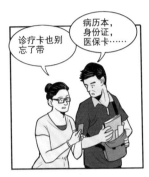

2. 就诊注意事项

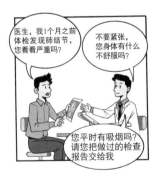

3. 沟通小技巧

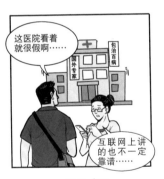

4. 就医雷区

都有专业方向，每个医生也都有擅长方向，这些资料可以从互联网上很方便查询到。但是在使用互联网信息时，要注意甄别和过滤，尤其是一些天花乱坠的广告甚或骗子。

在明确就诊的医生后，要做好提前挂号或预约，因为医生的出诊时间一般是有限且固定的，避免无功而返。随着互联网信息技术的发展，现在很多医院的官网、微信公众号、支付宝服务窗等可实现自主预约挂号，患者可在就诊前找到相应的渠道，做好就诊预约。但需要注意，预约需要通过正规的途径，注意鉴别虚假的挂号信息。

就医过程涉及多个环节与步骤，建议老年患者由子女等陪同就诊，以帮助老年人顺利完成就医，避免不必要的麻烦，也避免意外的发生。

5.2.3 肺结节就诊策略：聪明就医，合理应对

在患者初次就诊时，医生需要尽可能详细地了解患者病情。需要了解的内容主要包括以下几个方面。

（1）肺结节发现的时间与方式。

（2）患者自身有无明显不适，如咳嗽、咳痰、胸闷、气促、胸痛、咯血等。

（3）患者一般身体情况及既往病史。

（4）影像学检查资料。对肺结节患者的评估主要依赖于对 CT 图像的研读。因此，肺结节患者在就诊时应携带原始的影像学胶片及影像学报告，如能够提供 CT 图像的电子版文件，

将有利于医生获取更多的信息，分辨结节的特征。

（5）其他化验及检查结果。

（6）吸烟史、有害物质接触史、工作环境等可能与疾病发生相关的危险因素。

（7）家族史，特别是直系亲属的肿瘤病史，也是问诊的重要细节。

对于多数肺结节患者，在初次评估后需要定期观察和随访。而对不同性质的肺结节，随访的安排也不尽相同。医生会根据患者的病情，制定详细的随访观察策略。那么，为什么是随访观察而不是直接手术切除呢？这是因为绝大部分肺小结节（特别是微小肺结节）为良性病变，较少为恶性病变；即使是恶性病变，也是在长到一定程度后能够辨别得更清楚，这时候再对它进行干预也不迟。并且许多肺结节的早期发展非常缓慢，甚至有些良性病变的肺结节长到一定时候会消退甚至消失。因此，随访观察是对肺小结节的最常见的处理方式。

在随访期间，患者需要经过多次的 CT 复查，而为了方便医生对前后的 CT 检查结果进行对比，最好在同一医院完成 CT 复查，以便及早发现肺部结节的变化。

针对肺结节的不同性质，医生需要制定个性化的随访策略，并及时进行肺结节的手术评估，这些都需要患者的配合。

5.2.4 与医生面对面：如何与医生高效沟通

医患沟通是指医疗机构的医务人员在诊疗活动中与患者及其家属在信息方面、情感方面的交流，是医患之间构筑的一座双向交流的桥梁。正确的医患沟通更有利于医生了解患者的病情，更有利于为患者提供进一步的诊治。同样地，患者也需要对自己的身体负责，充实与疾病相关的医疗知识，以提高沟通的有效性。

1. 就医前准备

搜集和阅读疾病相关的知识，保存曾经做过的检查的结果及病历资料。若换医院或医生就诊，最好带上以前做过的检查的结果及病历资料，使新就诊的医院和医生快速了解病情，可以避免一些重复检查，但有些检查还是需要重复做的。

2. 就医时需注意

说清楚：医生问诊时的常见问题比如发现肺结节多久了？怎么发现的？有没有不舒服的症状？其他医院有没有就诊过？做过什么检查？有没有其他疾病？有没有其他正在做的治疗？其他重要信息，例如吸烟史、家族史等。建议患者在就诊前对这些问题先做好准备，并简短直接地回答医生的问题，把握"抓住重点，描述清楚"的原则，以便医生做出正确的诊断。

问明白：医生可能不清楚患者的需求是什么，需要患者多问问题与医生沟通。当医生的门诊患者很多、看诊时间很短时，患者更要主动发问。对于医生的解释有不明白的，也要提出来，请医生帮助再说明一次。建议就诊前列一个问题清单，以避免因为紧张而忘记要问的问题，也可以节省思考的时间。

3. 就诊后需要做什么

在完成就诊后，需要关注医生安排了哪些检查或药物，根据指示完成相关检验检查，并明确下次就诊时间及相关注意事项，分类整理好本次就诊的病历及相关报告，为下次就诊提供方便。

4. 改掉不良的就医习惯

◆不良习惯一：不信任医生

有的患者出于谨慎和对健康的过度关心，每当有病时，就会跑了这家医院再跑那家医院，看完中医再看西医，看完这科再看那科，或者拿甲医生的话向乙医生、丙医生甚至丁医生"求证"，而且故意不带病历等资料，然后看看医生们说的是否一致，对每位医生的诊断治疗方案都持怀疑态度。其实，这样不仅容易贻误治疗，而且也容易误导医生而导致诊断错误。

◆不良习惯二：隐瞒病史

病史是医生诊疗工作的基础，隐瞒病史可能对诊断造成困难和使诊断发生偏差。

◆不良习惯三：不携带病历资料

有的患者看病不带以往病历本，每次就诊都购买新病历本，这样不仅增加了经济负担，而且导致病情记录不连贯，医生诊疗时无法进行前后对比，影响最佳治疗方案的制定和实施。对于有多种疾病的患者来说，麻烦就更多了。当医生询问其基础病和用药情况时，如果一问三不知，会给诊断和用药选择带来一定麻烦，甚至可能因为同时服用同类药物而发生严重不良反应。对于肺结节患者，特别是长期随访观察的患者，影像资料的保存与传输也是同样重要。

◆不良习惯四：随意不执行医生建议与医嘱

对任何一种疾病的治疗都有严谨而科学的规范，患者不能根据自我感觉而随意更改治疗流程，以免影响对疾病的诊治。

5.2.5　面对肺结节：心理疏导同样重要

当患者体检发现肺部结节时，不可避免地对病灶的良恶性产生担忧，尤其如今互联网信息发达，人们通过反复网络检索容易将自己的情况对号入座，从而大大增加焦虑感及恐惧感。

肺结节虽然善恶难辨，但医生的办法总比困难多，且多数肺结节可以达到良好的治疗效果，经过规范治疗，完全可以治愈。而在此情况下，患者心理状态的调整也具有重要的作用，虽肺有结节，但心不要纠结，更不能在心里形成"千千结"。当然，一定程度的焦虑和担心是有益的，因为可以促使大家尽快采取行动，寻找方法，解决问题。但过度的紧张焦虑会对疾病诊治及自身身体产生不良的影响。因此，建议患者在增加对肺结节认识的基础上，保持积极向上的心态，合理安排生活，正确应对肺结节。

5.3　住院手术莫慌张

5.3.1　手术时机：何时需要接受手术？

对肺结节手术时机的选择，需要胸外科专科医生根据密切随访以及详细评估的情况而定。在随访过程中，若肺结节有以下变化，多考虑为恶性肿瘤，需要外科干预：①直径增大，倍增时间符合肿瘤生长规律；②病灶稳定或增大，并出现实性成分；③病灶缩小，但出现实性成分或实性成分增加；④血管生成符合肺癌规律；⑤出现分叶、毛刺和（或）胸膜凹陷征。对手术时机的选择还需要考虑，如果结节病变已成为患者心理上的结，已经严重干扰患者的日常生活和工作，则建议尽快手术切除。否则，可能因此造成精神疾患，给患者造成负面影响。但需要说明的是，手术总存在风险，需要家庭内部的沟通和支持，在医生指导下正确做出手术选择，切不可盲目手术，也不应该畏惧手术。我们希望患者及其家属可以在合理的时间内，选择合适的医院及医生，规范地治疗和随访。

5.3.2　术前评估：为手术顺利进行保驾护航

胸外科医生在告知患者准备手术后，为了保证手术的顺利进行，还需要全面评估患者的身体状况，排除手术相关禁忌证，保障手术安全。术前检查的项目相对较多，可能需要几天时间，患者及其家属需要注意检查时间及注意事项，避免遗漏或延误检查，从而影响手术安排。

（1）病史采集：患者入院后，主管医生会与患者面对面地询问病情，需要患者简明扼要地讲述自己的起病及就诊过程，如本次肺结节随访的时间、伴随症状等，特别需要注意保存既往随访过程中的检查结果及影像学资料，便于医生明确病情，开具相应的术前检查项目，避免不必要的重复检查。

患者的既往病史（尤其高血压、糖尿病及心脑血管疾病病史）与手术风险密切相关，需要注意与主管医生沟通，应当主动向医生提供当前所服用药物的名称，特别是抗血小板药物（如阿司匹林、氯吡格雷、普拉格雷等）、抗凝血药（如低分子肝素、华法林、阿哌沙班、利伐沙班等）等。因为这些药物会增加术中或术后出血的风险，所以在术前往往需要停药一段时间。冠脉支架术后、心脏瓣膜置换术后以及深静脉血栓、新发脑梗的患者由于停用抗血小板药或抗凝药可能会促使血栓形成，这时患者应当向医生说明情况，由医生来决定是否需要替代药物进行抗凝治疗。高血压、糖尿病等患者应当告知医生当前所使用药物的名称、剂量和治疗效果，以便医生了解患者目前病情及服用药物情况，是否需要专科处理等。医生通常会建议患者继续使用原有药物，并在入院检测患者血糖、血压等因素后对原使用药物做出适当的调整。

（2）肺结节状态的评估：术前 CT 评估是指导肺结节手术最为重要的检查。目前，针对肺结节的 CT 检查包括低剂量 CT、胸部 CT 平扫、高分辨率 CT 及增强 CT 等，不同的 CT 检查具有不同的优势，发挥着不同的作用。手术医生会根据不同手术情况安排相应的 CT 检查。需要说明的是，周围型肺结节患者最为合适的术前评估为高分辨率 CT；而增强 CT 检查通过静脉注射造影剂，其优势在于评估肺结节的血流灌注状态，有利于客观地判定结节或肿块的特征，有效提高肺癌诊断的准确性，并可反映肿瘤的侵袭性。临床中多根据结节的位置及性质安排合理的评估方法，指导手术方案的制定。

（3）手术耐受情况的评估：有心脏疾病的患者，手术期间发生危险的概率增加。通过术前心电图、动态心电图及心脏超声检查，可以有效评估患者的心脏情况。既往有心血管病史的患者有时还需要麻醉科、心血管内科等共同评估手术情况。

术前肺功能检查是判断肺部手术可行性和决定手术范围的重要依据。肺通气功能检查因测定较为简单，是最早应用于手术耐受力评估的指标，也是较好的初筛检查。运动试验是肺功能检查的重要补充。对于无法爬 5 层楼、6 分钟步行试验 < 400 米的患者，手术风险较高。

通过血液检查（血常规、血生化、凝血功能、肿瘤标志物等），可以了解患者的全身情况。

5.3.3　术前准备：充分准备，迎接手术

（1）严格戒烟：对于既往吸烟的患者，需要进行严格的戒烟。对于接受肺部手术的患者，一般需要在术前戒烟至少 2 周；而对于合并有肺功能障碍的患者，要求的戒烟时间会更长，并要配合有效的药物治疗。对于有二手烟接触史的患者，也需要严格避免二手烟接触，包括父母的二手烟、配偶的二手烟、公共场所的二手烟等。患者家属有必要配合医生积极鼓励并监督患者戒烟。如患者确有戒烟困难，可寻求戒烟专科门诊帮助。

（2）呼吸锻炼：在入院初始阶段，患者应在医生和护士

指导下有意识地进行深呼吸训练，如腹式呼吸、缩唇呼吸、呵欠动作等。这些训练将有利于手术后的肺复张，在一定程度上减少术后并发症的发生，加速患者康复。有意识地进行咳嗽训练，通过腹式或胸式呼吸，放松喉部肌肉，张口稍伸舌连续咳嗽两三声，每日 10 ～ 20 次。加强心肺联合功能，可以通过室内登楼训练完成，训练强度以稍感疲劳为宜，不宜过度吃力，在训练过程中，患者家属应当陪同，注意患者的呼吸频率及心率变化，如有不适立即停止训练。

（3）避免雾霾，预防感冒：雾霾会刺激呼吸道，诱发呼吸道痉挛。对于合并有肺功能不全的患者，雾霾会进一步加重咳嗽、咳痰、胸闷、气急等症状。因此，在空气质量三级及以上的情况下，应减少或避免室外活动。如确实需要外出，应避免清晨和晚间外出。就医期间，因居住环境改变可能会有对气候和环境的不适应，应当适时增减衣物，给身体补充足够的水分，避免熬夜，比平时摄入更多的水果和蔬菜，并保持乐观心态。

（4）胃肠道准备：肺切除术患者术前禁食的传统做法为术前禁食 12 小时，禁饮 8 小时。这么做是为了保证胃排空，减小手术过程中发生误吸的风险。

（5）特殊准备：高血压患者应继续服用降压药物，血压过高者还需要选用合适的降压药物，使血压稳定在一定水平。对仅以饮食控制病情的糖尿病患者，可不做特殊处理；口服降糖药物的患者应继续服用降糖药物至手术前 1 天；以胰岛素控制血糖的患者在手术日晨需停用胰岛素，以免发生低血糖。

（6）术前心理准备：因手术日期临近，患者有心理压力是非常正常的。一般来说，心理压力主要来源于两个方面。一方面，是源自对疾病本身的担心，特别是肿瘤患者。这样的情况，患者家属可与患者多沟通，并多交流疾病以外的事情，分散和缓解患者的忧虑。另一方面，是源自对手术本身和术后疼痛的恐惧。患者及其家属可与医生在术前谈话时充分沟通，了解手术情况和术后镇痛管理，从而减轻顾虑。同时，也建议患者本身以积极的心态从容面对，更好地配合医护人员和家属。

（7）术前谈话及物品准备：术前 1 天，主管医生和主刀医生会与患者及其家属充分沟通术前注意事项、手术方案、术中风险及术后康复指导。患者及其家属可在术前与手术医生团队进行充分沟通，消除疑虑，同时签署术前相关知情同意书。护理团队会进行术前宣教及指导，完成备皮、备血、抗菌药物皮试等。麻醉医生团队则会评估麻醉情况，与患者或其家属签署麻醉知情同意书。患者及其家属需要准备手术后相关用物，

术前谈话

物品准备

如便盆、尿壶（男）、脸盆、毛巾、拖鞋、弹力袜等物品，并补足住院费用。

住院手续

手术

手术当天，患者需更换病号服，去除内衣、短裤等及所有饰品并妥善保管，排空大、小便，携带好 CT 影像学资料，耐心等待手术通知。

5.3.4 手术怎么做：微创、精准是方向

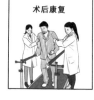

术后康复

出院

目前，胸腔镜微创手术是肺结节首选的手术方式。其优势在于：手术创伤小，只需在胸壁上开 1～3 个直径在 1～3 厘米不等的小孔就能完成胸腔内手术，伤口小，大多数患者乐于接受；术后疼痛轻，恢复快，患者一般在胸腔镜术后第 1 天可下床活动，术后 1 个月大多可以回归工作岗位；术中对心肺功能影响小，术后并发症少，对老年患者更安全。

另外，因恢复快、住院时间短，从而住院支出相对较少，也是胸腔镜手术的优势之一。当然，根据肺结节的位置、形态及术中病理结果的不同，手术切除的范围也不相同。最常见的手术方式包括肺楔形切除术、肺段切除术、肺叶切除术等。肺楔形切除术是很多肺结节患者的手术方式，手术操作相对简单，患者手术耐受好，大多在术后 2 ~ 3 天可出院，对后续生活影响较小。

对于位置较深、直径较大的结节，需要更加细致地做好术前规划，需要进行肺段甚至肺叶切除，但也不要过度担心，肺段和肺叶切除手术同样安全可靠。

5.3.5　术后康复应知应会：医患配合，快速康复

手术后的住院康复治疗需要患者、患者家属以及医护人员的相互配合和共同努力，因为大家的目标是一致的，那就是实现术后的快速康复。

手术医生及护理团队会为不同患者制订相应的术后康复治疗计划。根据不同的手术方式、手术范围以及患者的身体状态，需要制定详细的个体化方案。康复治疗的每个环节都是在长期的临床实践中总结出来的经验，需要患者及其家属严格执行与

积极配合。

在患者从麻醉中苏醒后，康复治疗也随之开始。术后康复治疗对患者最大的挑战是克服术后的疼痛。解除疼痛的困扰后，术后康复过程将变得轻松。胸部手术后疼痛很常见，个体差异大。胸腔镜手术具有创伤小、恢复快的特点，但并不是手术微创化后，患者术后就完全没有疼痛了，患者只是疼痛的程度明显减轻了，疼痛持续的时间也明显缩短了。术后疼痛直接或间接地影响患者肺功能恢复，导致患者不能进行深呼吸，造成咳嗽排痰障碍，进而可能引发肺部感染、肺不张等并发症。面对疼痛，首先要正确认识术后疼痛的原因，保持良好积极的心态，正确进行深呼吸和有效咳嗽，并在深呼吸和咳嗽时按压住伤口。有时，疼痛会严重影响患者的日常活动，也许患者可以很坚强地默默忍受，但其实完全没有必要"硬扛"，合理应用镇痛药物可以帮助患者轻松度过术后疼痛期。麻醉医生通常会在术后为患者安装自控镇痛泵，该方法可以帮助患者持续、平稳地减轻疼痛。若因活动或操作而感到剧痛，要及时向主管医生报告，可以视情况加用临时止痛药物或针剂，以及时解除疼痛。在麻醉医生及手术医生指导下的镇痛应用，可以极大地促进患者的康复。另外，也需要注意部分患者可能有较明显的头晕、恶心等不适反应，但需要说明的是适量的镇痛药物并不会对身体特别是神经系统产生严重不良影响，术后镇痛药物的合理应用是安全有效的。

在饮食方面，在肺部手术后短期内尽量避免辛辣刺激性食物，尽量保持饮食清淡，同时要补充营养的摄入，从而加快身体的恢复。另外，一定要禁烟禁酒，尤其烟是一定不被允许的，因为手术后吸烟极易引起肺部感染，引发严重的后果。

积极进行咳嗽和排痰。有些患者在手术后可能觉得咳嗽很难受，想要服用止咳药来缓解，但其实咳嗽和排痰都是有好处的，能减少发生肺部感染的风险，缩短住院时间，减少住院费用，其重要性不亚于使用抗生素。并且，术后咳嗽并不会导致伤口裂开。正确的咳嗽方法是深吸一口气屏住再深咳出来。可以适当服用止痛药以减轻咳嗽引起的疼痛感，以便积极咳嗽排痰。

肺部手术也存在一定的并发症，包括肺部感染、下肢静脉血栓、胸腔积液等，但其并发症的发生率一般比较低。而早期活动是减少这些并发症产生的重要方法。胸腔镜手术后，患者一般在术后次日即可下床活动，尽早运动可以预防血栓。要下床活动时，患者可以先起床，并在床旁坐半分钟，接下来先试试站立，不必急于行走，站立半分钟后再行走，也可以让家属搀扶或者借助助步器行走。

患者家属在患者康复过程中可以发挥重要的作用，除日常起居的照顾外，家属能够做到有效的病情监护，特别是对于老年人，合格的陪护将极大地帮助患者康复。家属应当注意了解患者的不适，掌握体温、食欲、大小便等基本情况，并在主管医生查房时及时告知医生。特别需要说明在胸管留置期间，患者及其家属需要注意观察引流液的颜色及性质，一旦出现状况及时告知医护人员。注意保护引流管，避免打折、滑脱、扭曲，保持引流通畅。当出现管道滑脱时，及时用手指捏压伤口，并立即通知医护人员，切勿惊慌，待医护人员到达进行消毒处理。绝不可以将滑脱出的胸腔引流管再插入胸腔内，避免造成感染。家属的关心及支持也是患者康复的重要动力，家属在患者痛苦时给予及时安慰，在康复过程中给予不断鼓励，都会给患者以信心，促进患者的康复。而家属的抱怨与忧愁也会给患者带来消极的情绪，所以家属也需要能够正确认识肺结节，积极配合患者的治疗和康复。

5.3.6 出院前应该知道的事

对于没有漏气、出血、感染等并发症的患者，在复查胸片提示患侧肺复张良好的情况下，若胸腔引流量明显减少，则医生可予以拔除胸腔引流管，这通常也意味着患者近期可出院。当主管医生查房告知可以出院时，说明患者已顺利地摆脱了肺结节的困扰，但在喜悦的同时也应该认真完成出院前的准备工作，可不能因为自己的疏忽而带来不必要的麻烦。

出院前需要关注的事情包括以下几个方面。

（1）出院前的手术伤口护理：主管医生一般会在患者出院前为其完成伤口的消毒换药，此时患者及家属需要注意询问出院后伤口换药的事项及是否需要拆线等操作。

（2）出院后的药物治疗：主管医生开具出院带药，并由主管护士告知药物使用方法及注意事项。一般来说，出院带药以本次手术相关的药物为主，主管医生会询问患者既往服用的降压药、降糖药等是否需要开具，如有需要记得及时提醒主管医生，以免遗漏。

（3）出院材料的获取：在患者出院时，主管医生会将本次诊治过程以出院记录的形式递交给患者，患者及家属应仔细阅读出院记录上的内容，明确出院后的注意事项，并妥善保管材料，以便术后随访及报销。其他住院病历资料则需要患者出院后自行前往病案室获取。如需要诊断证明材料等，请提前告知主管医生开具。病理报告是患者的重要资料，对于住院时间较短的患者，正式的病理报告在出院时可能尚未出具，需要患者自行前往相应地点获取。

（4）明确随访时间：出院记录中会告知患者下次复查及随访时间，请患者及家属记得合理安排时间，提前预约，按时随访复查。

（5）结账出院：准备好患者医保卡、身份证、押金单等前往指定地点完成账目结算，并获取住院费用清单。如需要涉及异地报销等相关需求，可至医院医保办咨询。

5.3.7　自我护理，居家康复

患者在出院后仍需要居家进行自我护理。

（1）保持良好的心态：经过外科手术等治疗，肺癌也是完全有可能治疗的，所以患者对自己的病情及治疗期间的反应要有正确的认识，务必保持乐观开朗的心态，坚信自己一定能战胜疾病。只有患者调节好心态，树立信心，积极配合治疗，才能调动身体内部的抗病机制，有利于康复；而消极悲观的情绪对康复是非常不利的。

（2）合理饮食：维持正常饮食，多进食高蛋白、高热量及维生素丰富的食物，以提高机体抵抗力，促进伤口愈合。一般情况下，患者不需要特殊忌口，但饮食要清淡、新鲜、富于营养并且易于消化，不吃或少吃辛辣刺激性食物，禁烟禁酒。

（3）伤口护理：一般情况下在拔管后 7 ～ 10 天门诊挂号伤口拆线；若伤口需要换药，则一般每周换药 1 ～ 2 次（若有特殊情况，请咨询主管医生）。未愈合的伤口尽量不要沾水，可采取擦浴的方法清洁身体。

（4）自我防护：患者要重视呼吸道的防护，保持口腔卫生，注意气候冷暖变化，尽量避免感冒。如果发生上呼吸道感染，应及时就医用药，彻底治疗，以免发生肺炎。尽量避免出入公共场所，避免接触粉尘、烟雾及化学刺激物品等，避免吸入二手烟。

（5）坚持进行呼吸功能锻炼：坚持呼吸功能锻炼可增强余肺功能。每日做缩唇腹式呼吸 2 次，每次至少 10 组。

（6）处理不适症状：患者可能还有一些刺激咳嗽，但也不必紧张，因为在肺切除后，气管残端在愈合过程中可能会引起咳嗽。但是，要注意有痰一定要及时咳出来，如果痰液黏稠、咳嗽较严重而影响患者的休息，则可以在医生指导下进行药物治疗。有些患者可能在术后感觉手术伤口有针刺样的疼痛和麻木感，这可能与手术时切断了胸壁的神经有关。对此，患者要有耐心，这种不适感在数月后会慢慢消退。但是，若疼痛严重影响日常生活，同样需要寻求医生的帮助。

（7）适度活动：术后适量运动可以增强体质，帮助身体恢复，患者可以采取慢走、打太极拳等轻缓的运动形式，避免剧烈运动。

（8）遵嘱服药：请遵照医嘱按时服用出院带药，如有不良反应，请及时联系主管医生决定是否停用。

5.4　术后随访，必不可少

肺癌术后的患者需要终身随访。肺癌术后，在 2 年内一般每 3～6 个月随访 1 次；2～5 年内，每 6 个月随访 1 次；5 年后，每年随访 1 次。

5.4.1　术后首次复查

患者一般在术后 1 个月内完成首次复查，复查的主要内容包括以下几个方面。

（1）临床症状：有无发热、咳嗽、痰中带血、胸闷气促及疼痛等手术相关并发症。

（2）体格检查：应关注肺部检查、手术切口。

（3）辅助检查：包括血常

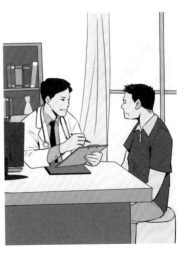

强调复查内容

规、血生化、超敏 C 反应蛋白等血液检查，及胸部 CT 或胸部 X 线片检查等。

（3）术后并发症处理：最常见的是对气胸或胸腔积液的处理，需要咨询主刀医生进行相关处理。

（4）病理分期及后续治疗方案：就诊时需要注意携带手术住院相关资料及完整病理报告，利于医生制定后续辅助治疗及随访方案。

5.4.2　术后长期复查

（1）术后 2 年内：应每 3 ~ 6 个月随访 1 次。复查内容包括病史、体格检查、血液检查（包括血常规、肝肾功能及肿瘤标志物）以及胸部 CT 检查等。

（2）术后 2 ~ 5 年：应每 6 个月随访 1 次。复查内容包括病史、体格检查、血液检查（包括血常规、肝肾功能及肿瘤标志物）、胸部 CT 检查和腹部及淋巴结评估等。

（3）术后 5 年后：应每年随访 1 次，复查内容包括病史、体格检查、血液检查（包括血常规、肝肾功能及肿瘤标志物）、胸部 CT 检查、腹部及淋巴结评估、头颅磁共振及骨骼 ECT 检查。

复查时其他注意事项：为便于随访和医生分析，复查时请带齐手术前后的病历资料。复查结束后不要忘记向医生索取检查结果、复查结论，并妥善保管，便于下次复查时再向医生完整提供，还要问清楚下次复查时间和预约方式。

5.4.3 辅助治疗

对于肿瘤较大、有局部淋巴结转移及存在高危因素的患者，术后辅助治疗是有必要的，其目的是降低复发转移的风险，获得更长的生存时间。常用的术后辅助治疗方法有化疗、放疗等。

化疗是化学药物治疗的简称，将药物以静脉注射的方式注入体内，有效杀死正在分裂增殖的肿瘤细胞，是有别于手术等局部治疗的全身性治疗方法。进行术后化疗的时间需要根据患者的具体病情而定，一般在术后 4 周左右、术后恢复良好的情况下进行化疗。术后辅助化疗的具体方案需要根据患者身体耐受情况调整。化疗的副作用因人而异，但并没有想象的那么可怕。常见的副作用有骨髓抑制、消化道反应（恶心、呕吐最为常见）、皮肤反应（皮肤干燥、瘙痒、脱发、色素沉着 / 减退等）及脱发等。通常在化疗后 3 天内，患者仍会有恶心、呕吐等胃肠道反应，建议少食多餐，多进食高蛋白、高纤维易消化的食物。注意休息，多饮水，适当锻炼增强体质。化疗结束后 3 ～ 5 天，复查血常规，如果白细胞计数、血小板计数偏低，那么可以予以升白细胞、血小板治疗。如果血常规正常，建议每周复查1～2次，直至下次化疗。一般来说，化疗后骨髓抑制在7～14天为下降期，14～21天为上升期。一般在患者"挺"过14天后，就不用担心骨髓抑制的问题了。治疗期间，若肝功能出现异常，转氨酶水平升高，则需要口服护肝药物保肝治疗。在化疗期间，

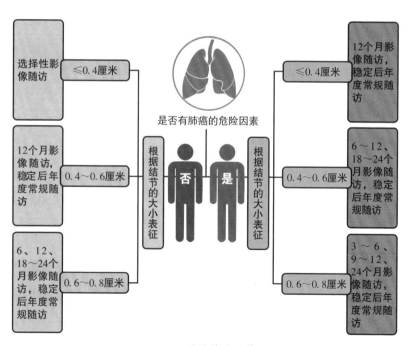

肺结节随访策略

应注意以下几个方面。①与主管医生密切沟通，包括化疗期间的血象变化、身体变化等。②可以进行适当的康复活动，如慢走、打太极拳等，但一定要量力而行，以活动后不感到疲劳为度，切忌操之过急而进行超体力活动。③最好尽量避免频繁前往人流量多的场所，以避免不必要的感染并发症的发生。④由于化疗对胃肠道本身会有影响，可能对食欲造成影响，所以化疗期间的饮食应以清淡、适量、均衡为原则，忌辛辣和刺激性食物；少食多餐、总量恰当，既不要想大补而过多进食，也不要因害怕呕吐而过少进食；还要提倡均衡饮食，无须明显改变平时的饮食习惯，做到米饭、面食、鱼肉、鸡蛋、牛奶以及蔬菜、水果都适当食用。当然，以低纤维素、高蛋白食物为宜。⑤不宜用中草药汤进行中医调理，以避免加重对重要脏器的损伤。⑥遵医嘱，按时返院验血（尤其血常规），一定要按时化验，不可懈怠。且遵医嘱按时返院进行下一周期治疗。⑦保持良好的心态，这点非常重要。患者一定要保持乐观开朗的心态，坚信肺癌是完全有可能治愈的，正确对待自己的病情和治疗期间的副作用，并积极配合治疗。

　　放疗是放射治疗的简称，放疗的目标是最大限度地将放射线的剂量集中到病变内，杀灭肿瘤细胞，同时最大限度地保护邻近的正常组织和器官。放疗主要由放疗科专业医生实施，包括患者评估、CT定位、靶区勾画及治疗方案设计等。对于放疗时产生的副作用，如果有所预防或者在出现后及时进行干预，通常情况下可以得到非常好的缓解。①保证充足的睡眠和休息：患者应调整好睡眠，保证正常的生物钟，避免中重度体力劳动。②保护放疗区内的皮肤：在放疗2～3周后，根据个体敏感性的不同，放疗区的皮肤会出现轻重程度不同的放射性皮肤反应，轻者皮肤发红、干燥，重者皮肤会出现水疱、破溃甚至溃疡。皮肤反应随着放疗累计剂量的增加而加重。根据皮肤反应的轻重程度，医生会进行相关的对症治疗。

关于放疗期间的皮肤护理，需要注意以下几点。①放疗时应选用全棉柔软内衣，避免粗糙衣服摩擦，保持衣着宽松、舒适、保暖、穿脱方便。②应保持放疗区皮肤清洁，预防感染，保持皮肤干燥，不能用清凉油等物品。③如果放疗区皮肤出现瘙痒不适，不要用手挠抓摩擦，因为这样只能加重皮肤反应。④在洗澡时，只能用温水，水温不能过高，尽量避免使用碱性洗涤剂，比如肥皂、沐浴露等，可用水轻轻冲洗放疗部位，不要搓擦。⑤不要把过烫或冷的东西（如热毛巾或冰袋）放在接受放疗的皮肤上。⑥在放疗过程中和治疗结束后1个月内，不要在接受放疗的部位上擦任何未经医生许可的东西。1 年内不要让接受放疗的部位暴露在阳光下。

保证营养,适当饮食。如果不能保证营养,进食量不足,可以引起血细胞减少。特别在治疗 2 周左右,易因食管黏膜水肿而引起吞咽不顺甚至疼痛等症状,而影响进食。在此期间,可食清凉无刺激性的饮食,避免粗、硬食物及刺激性食物;在治疗过程中,食欲可能下降,此时应当进清淡可口、易于消化、富有营养的饮食,特别是高蛋白、高维生素的饮食。饭菜的温度不宜太高,肉要剁细,蔬菜或水果若无法咽下可以榨汁饮用,并可口含冰块、进食少量冷饮,如酸奶。口干、咽疼、食管炎严重者,可在饭前用中药草决明、生甘草煎水当茶饮,然后进食,可明显减轻疼痛。总之,在放疗期间,肺癌患者可以采取少食多餐的办法,以汤水较多、细软、清淡的食物为主。

预防感冒,按时复查。由于肺癌放疗需要患者完全暴露胸部,而治疗室的温度是根据放射治疗设备调节的,温度相对较低,患者易受凉,所以患者可以准备两只肩部加长的棉袖子,治疗时,将双手穿入衣袖内,用肩部加长部分盖住肩颈部,既保暖又不影响整体治疗体位摆放。放疗中及放疗后半年内,应预防受凉感冒,并避免到人群聚集区。

缩略词表

（按英文缩写字母排序）

英文缩写	中文全称	英文全称
AFP	甲胎蛋白	alpha fetal protein
ALK	间变型淋巴瘤激酶	anaplastic lymphoma kinase
ALK	间变性淋巴瘤激酶	anaplastic lymphoma kinase
BRAF	鼠类肉瘤病毒癌基因同源物 B_1	v-raf murine sarcoma viral oncogene homolog B_1
CA125	糖类抗原 125	carbohydrate antigen 125
CA199	糖类抗原 199	carbohydrate antigen 199
CEA	癌胚抗原	carcinoembryonic antigen
COPD	慢性阻塞性肺疾病	chronic obstructive pulmonary disease
CT	计算机断层扫描	computed tomography
DNA	脱氧核糖核酸	deoxyribonucleic acid
EGFR	表皮生长因子受体	epidermal growth factor receptor
ERAS	快速康复外科	enhanced recovery after surgery
GGO/GGN	磨玻璃结节	ground glass opacity/nodule
HCA	多环胺类	heterocyclic amine
HCG	绒毛膜促性腺激素	human chorionic gonadotropin
HRCT	高分辨率 CT/ 薄层 CT	high resolution CT
mGGN	混合磨玻璃结节	mixed ground glass nodule

英文缩写	中文全称	英文全称
NRT	尼古丁替代疗法	nicotine replacement therapy
NSCLC	非小细胞肺癌	non-small cell lung cancer
PAH	多环芳烃	polycyclic aromatic hydrocarbon
PET	正电子发射断层	positron emission tomography
pGGN	单纯磨玻璃结节	pure ground glass nodule
PSA	前列腺特异抗原	prostate specific antigen
SCLC	小细胞肺癌	small cell lung cancer
TNM	TNM 分期	tumor node metastasis classification
VEGF	血管表皮生长因子	vascular endothelial growth factor